JN051094

看護学生のための

基礎からはじめる国語ドリル

別冊解答つき

田中美穂・田中周一 著

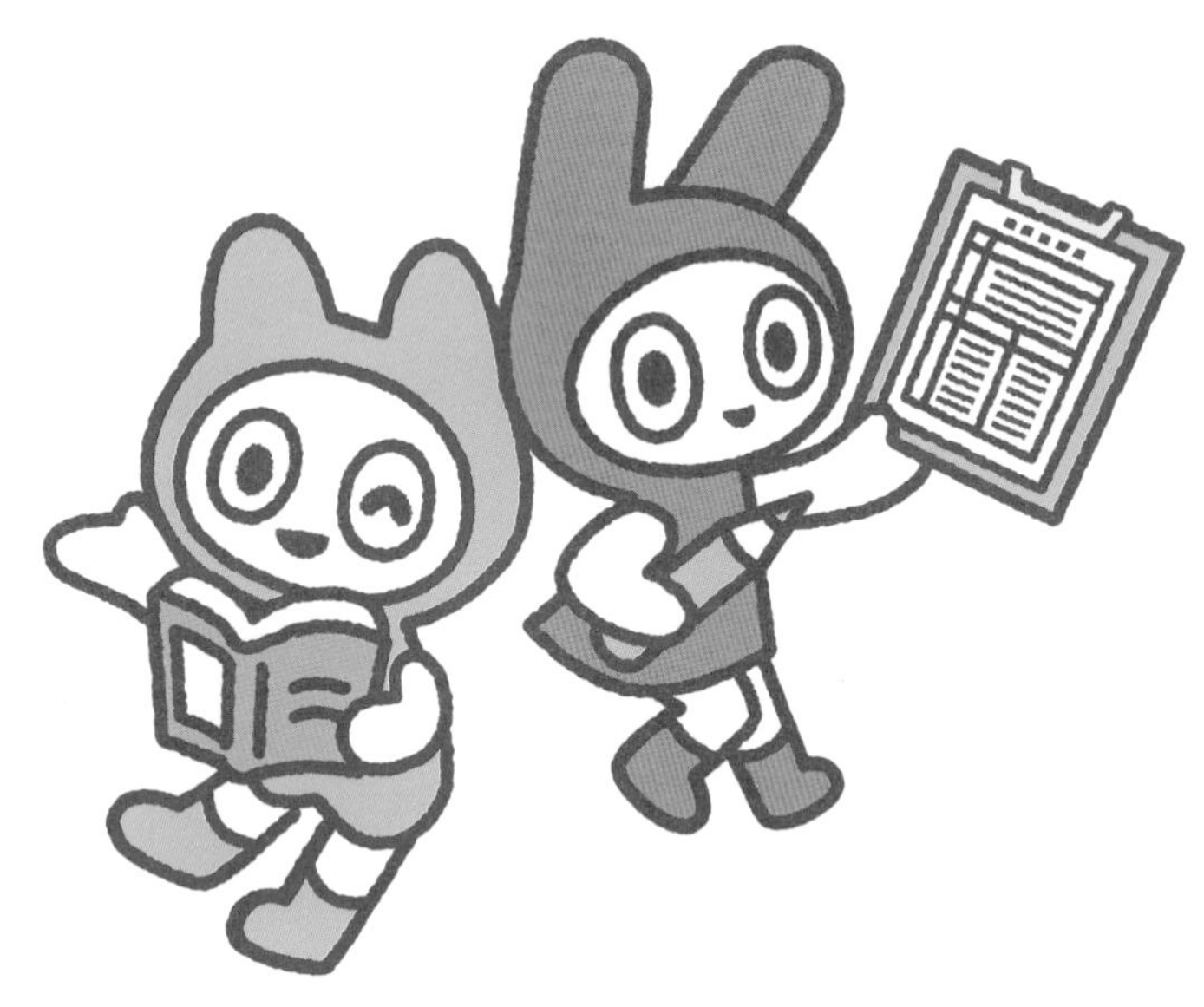

メヂカルフレンド社

はじめに

看護学は理系の学問分野といわれますが、看護を実践するには国語がとても重要です。患者さんやご家族はもちろん、学生の時は学生同士・教員・臨床指導者と、就職してからは一緒に働くスタッフと、場面にあった適切な言葉を使ってコミュニケーションをとる必要があるからです。また、看護過程や看護師国家試験でも、文章を読み解き、考える力が求められます。

臨床実習で指導していると、とても優れた視点を持ち優しい心で看護をしているのに、言葉遣いや文章表現で苦労している学生さんをみかけます。国家試験対策では、文章読解が苦手で、短い文章のなかに多くの情報を含んだ事例問題に混乱する学生さんもいます。

そうした学生さんをサポートするために、田中周一先生のお力を借りてこの『国語ドリル』をまとめました。敬語や医療の専門用語のほか、国家試験の事例を読解するコツなどが書かれています。

看護師は対象の身体のみでなく心の内面も看る必要があるので、言語表現も難しいところがありますが、少し国語力を高めることで苦手を克服できると思っています。医学・看護学の基礎知識と並行して、ドリルを日々の勉強に役立ててください。

田中美穂

いまこうして「はじめに」をお読みくださっているみなさん、なぜ本書を手になさったのでしょう。看護師をめざしているからというのは自明のこととして、その先は異なるかもしれません。国語力が医療系の国家試験に必要？　と疑問を感じてというひと、看護師国家試験合格に読解力が必要と聞いたからというひと、表紙のデザインがなんとなく気に入ってというひとまで、思いのほか多様かもしれません。

結論からいえば、現行の国家試験の合格には読解力や漢字力が不可欠です。ことに前者は、専門の勉強を重ねるだけでは身につかないおそれがあります。国家試験になぜ読解力？　と疑問を抱いたあなた、ぜひ本書のなかをのぞいてみてください。現行の国家試験は全体のおよそ3割以上が長文問題です。いわゆる症例ベースの状況設定問題というものですが、これはいわば、文字によって個々の患者の容体(ようだい)をシミュレートするものです。問題文を通じて患者をリアルに想定し、その患者に提供すべき看護を解答します。いわば、即戦力が求められているのです。生身の患者の状況をわずか2、3行で説明することなどできません。いきおい、問題文は長文化します。

国語力は一朝一夕に向上するものではない。しかし、その困難な道をより平坦にすることはできます。本書がその心強い助けとなることを信じています。

田中周一

本書の使い方

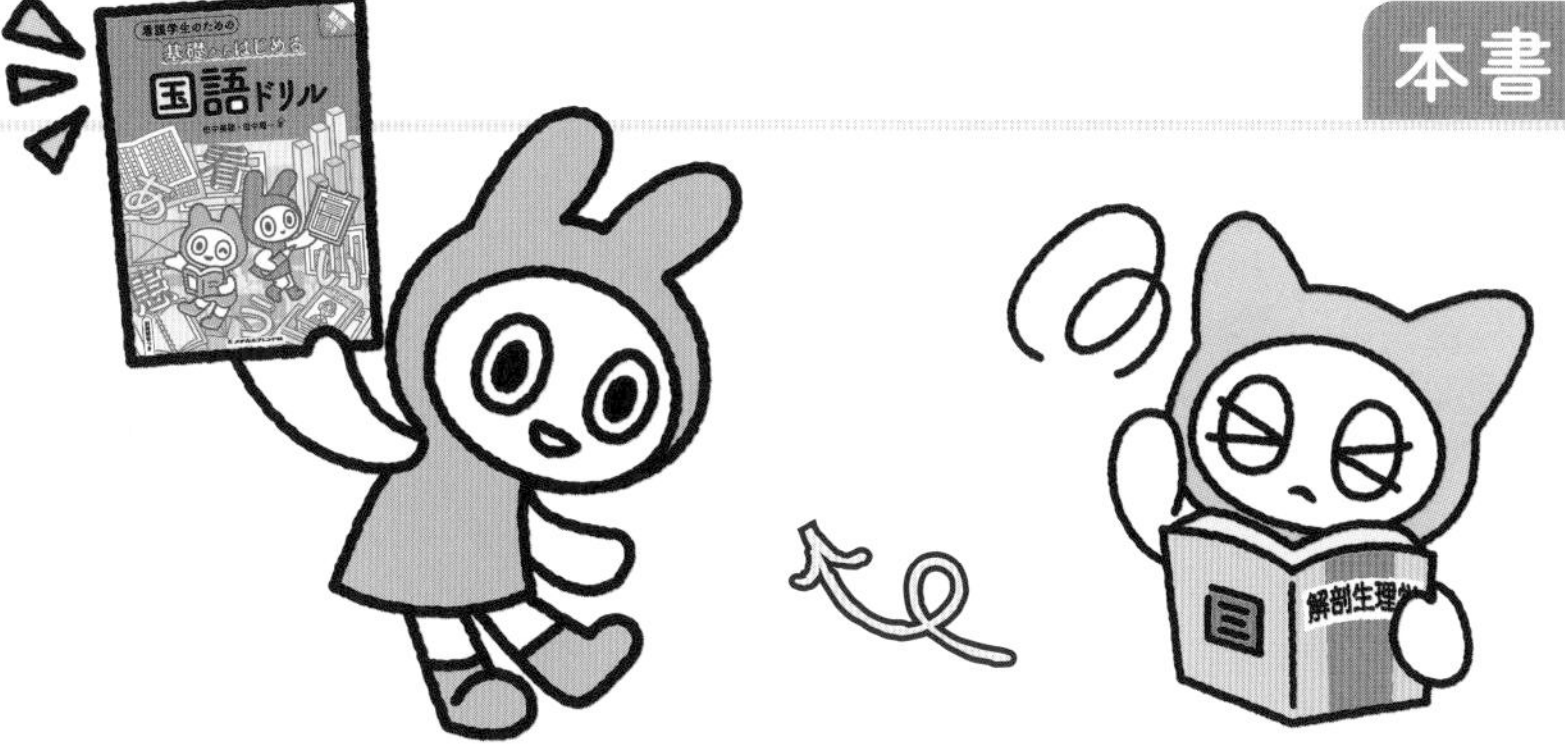

デジタルコンテンツの利用方法

1 初回のみユーザー登録をしてください

最初にmee connectにアクセスします。初回ユーザー登録では、お名前、メールアドレスを入力し、パスワードを設定してください。

新規会員登録

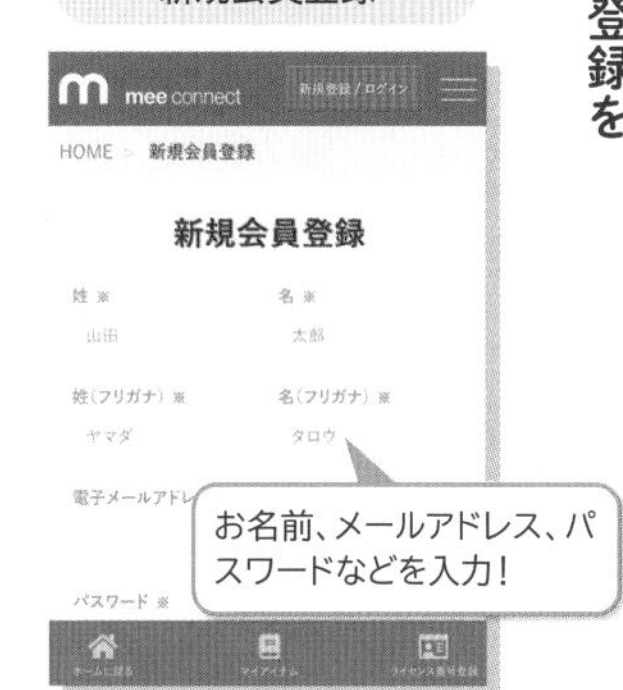

※ニックネーム、会員種別、所属先、生年月日、性別などは任意でご入力ください

2 購入した書籍をコンテンツ登録してください

mee connectにログイン後、本書冒頭に貼付されたライセンス用紙の番号を入力すると、コンテンツが登録できます。

ライセンス番号用紙

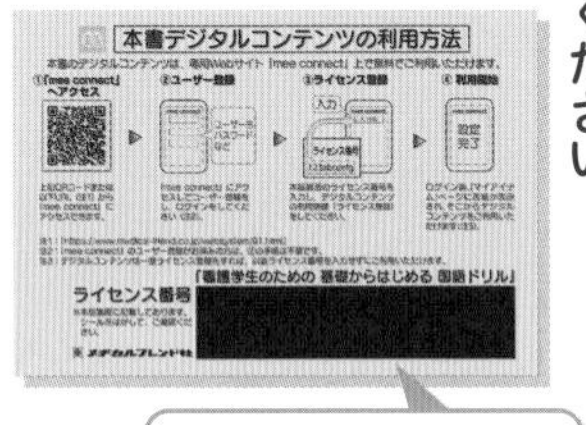

用紙裏面のシールをはがして英数字を入力!

※半角スペースはつめてご入力ください

3 マイアイテムから対象コンテンツをご覧ください

ログインすると、本書のデジタルコンテンツが、お手持ちのスマートフォンやPCで、いつでもどこでもご利用いただけます。

マイアイテム(例)

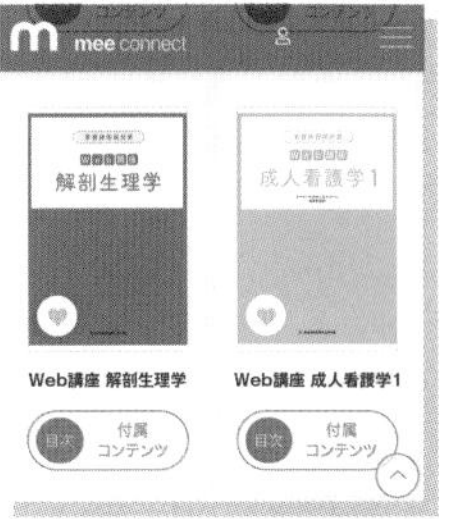

アクセスはコチラから →

3STEP で学習を進めよう!

STEP 1 読む&見る

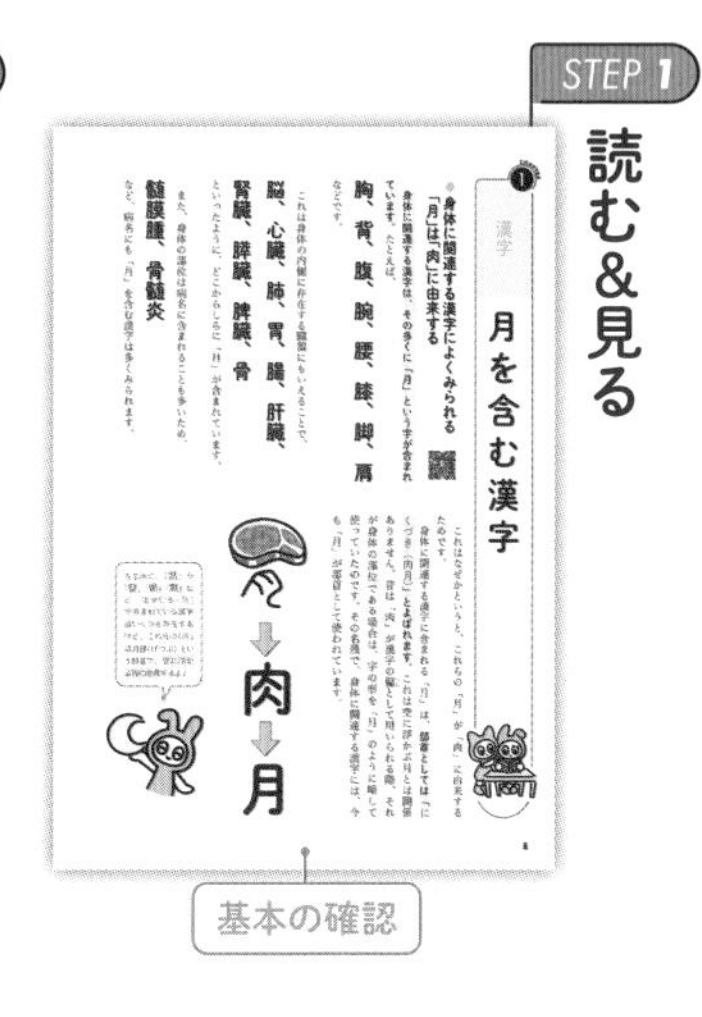

基本の確認

STEP 2 解く

練習問題

STEP 3 章末で復習!

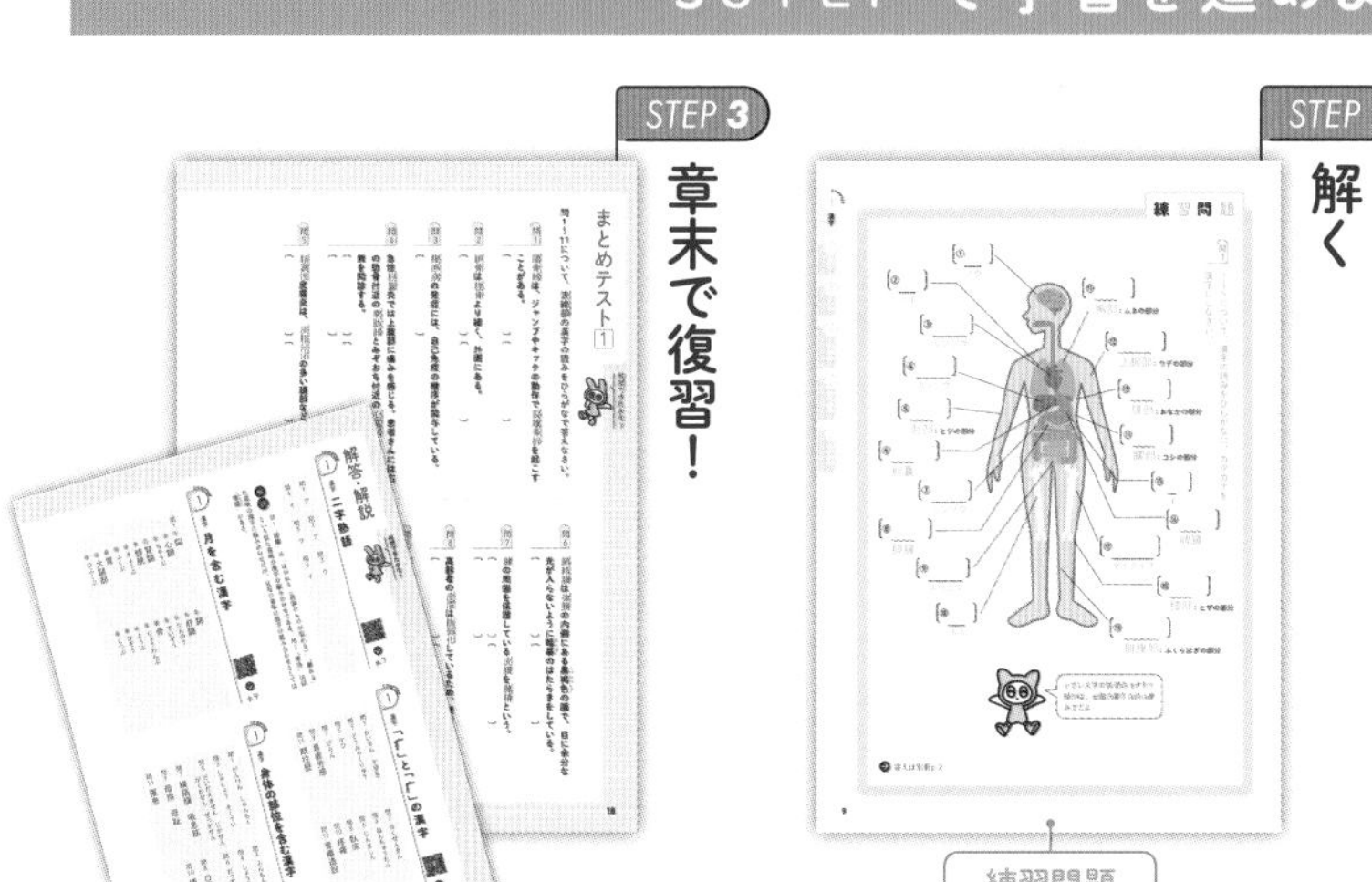

別冊の解答解説も確認しよう!

CONTENTS

CHAPTER 4 ▼ 文脈読解

CHAPTER 5 ▼ 長文読解

CHAPTER 6 ▼ 事例問題

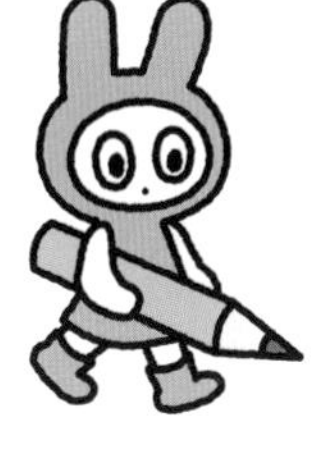

■イラスト／KATOYURI
■カバー・本文デザイン／小山 巧（株式会社志岐デザイン事務所）
■編集協力／中村 仁嗣（ライター）
■DTP／シナノ書籍印刷株式会社

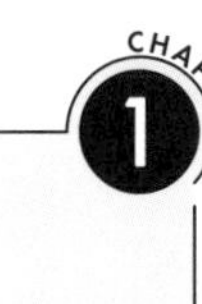

漢字

二字熟語

二字熟語の成り立ちがわかれば医療用語の理解が深まる

「二字熟語」とは、漢字二文字を組み合わせて一語として用いるものをいいます。二文字の組み合わせ方には次のようなものがあります。

似た意味の漢字の組み合わせ

身体　医療　隔離

「身」「体」は「肉体、からだ」、「医」「療」は「病気を治す（いやす）」、「隔」「離」は「分かれる（隔てる、離れる）」という意味です。

反対の意味の漢字の組み合わせ

呼吸　屈伸　安否

「呼：息を吐く」↕「吸：息を吸う」、「屈：折れ曲がる」↕「伸：伸びる」、「安：やすらかだ、危険でない」↕「否：そうでない」という意味です。

上下が主語・述語の関係となる組み合わせ

頭痛　骨折　国立

「頭痛」は「頭が痛い」、「骨折」は「骨が折れる」、「国立」は「国が立てる」という意味になります。

上下が修飾・被修飾の関係となる組み合わせ

急逝（きゅうせい）　激痛　実行

修飾とは、他の語句の意味を限定したり詳しく説明したりすることをいいます。「急逝」は「急に」＋「逝去（せいきょ）する（亡くなる）」、「激痛」は「激しい」＋「痛み」、「実行」は「実際に」＋「行う」という意味になります。

COLUMN

意味が対（つい）になる用語

二字熟語の意味が対になる（または反対になる）ものがあります。たとえば、「異常」「正常」、「良質」「悪質」です。

医療用語の例では、「顕性（けんせい）」「潜性（せんせい）」があり、これは遺伝形式を表すときに、遺伝的な性質が表面に現れるか否かということから「顕性遺伝」「潜性遺伝」と使われます。以前は「優性遺伝」「劣性遺伝」とよばれましたが、「優・劣」という表現が誤解や偏見を招きやすいことから、用語が変更されました。

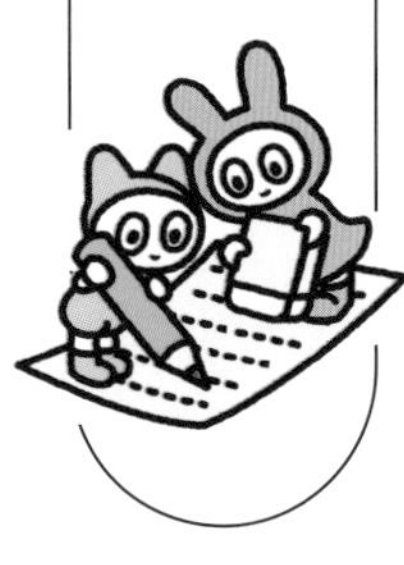

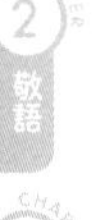
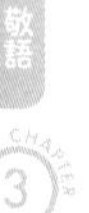

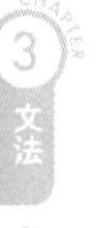
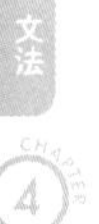
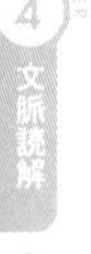
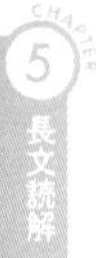

下の漢字が上の漢字の目的や対象を示す組み合わせ

止血　加熱　入室

「止血」は「血を止める」、「加熱」は「熱を加える」、「入室」は「室内に入る」という意味になります。

上の漢字が下の漢字を打ち消す組み合わせ

無力　不安　未熟　非常

上の字に「無」「不」「未」「非」などの打ち消す漢字が使われます。「無力」は「力がない」、「不安」は「安らぎがない」、「未熟」は「熟していない」、「非常」は「常(つね)ではない」という意味になります。

そのほかにも、同じ漢字を重ねたもの(「多々」「日々」)、長い名称を略したもの(国際連合→「国連」)など、いろいろな成り立ちがあるよ。
漢字一つひとつの意味と合わせて覚えていこう!

練習問題

問1〜6の二字熟語が、似た意味の漢字の組み合わせならア、反対の意味の漢字の組み合わせならイ、上下が修飾・被修飾の関係となる組み合わせならウを記入しなさい。

問1　剥離(はくり)　(　　)

問2　寒冷　(　　)

問3　深部　(　　)

問4　明暗　(　　)

問5　偶発(ぐうはつ)　(　　)

問6　乾湿(かんしつ)　(　　)

答えは別冊p.2

CHAPTER
1

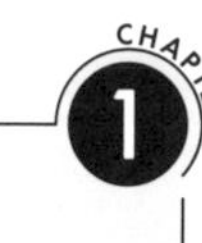

月を含む漢字

これはなぜかというと、これらの「月」が「肉」に由来するためです。

身体に関連する漢字に含まれる「月」は、部首としては「**にくづき（肉月）**」と**よばれます**。これは空に浮かぶ月とは関係ありません。昔は「肉」が漢字の偏（へん）として用いられる際、それが身体の部位である場合は、字の形を「月」のように略して使っていたのです。その名残で、身体に関連する漢字には、今も「月」が部首として使われています。

身体に関連する漢字によくみられる「月」は「肉」に由来する

身体に関連する漢字は、その多くに「月」という字が含まれています。たとえば、

胸、背、腹、腕、腰、膝、脚、肩

などです。

これは身体の内側に存在する臓器にもいえることで、

脳、心臓、肺、胃、腸、肝臓、腎臓、膵臓、脾臓、骨

といったように、どこからしらに「月」が含まれています。

また、身体の部位は病名に含まれることも多いため、

髄膜腫、骨髄炎

など、病名にも「月」を含む漢字は多くみられます。

肉
月

ちなみに、「朗」や「望」「朝」「期」など、ほかにも「月」が含まれている漢字はいくつも存在するけど、これらの「月」は**月部（げつぶ）という部首**で、空に浮かぶ月に由来するよ！

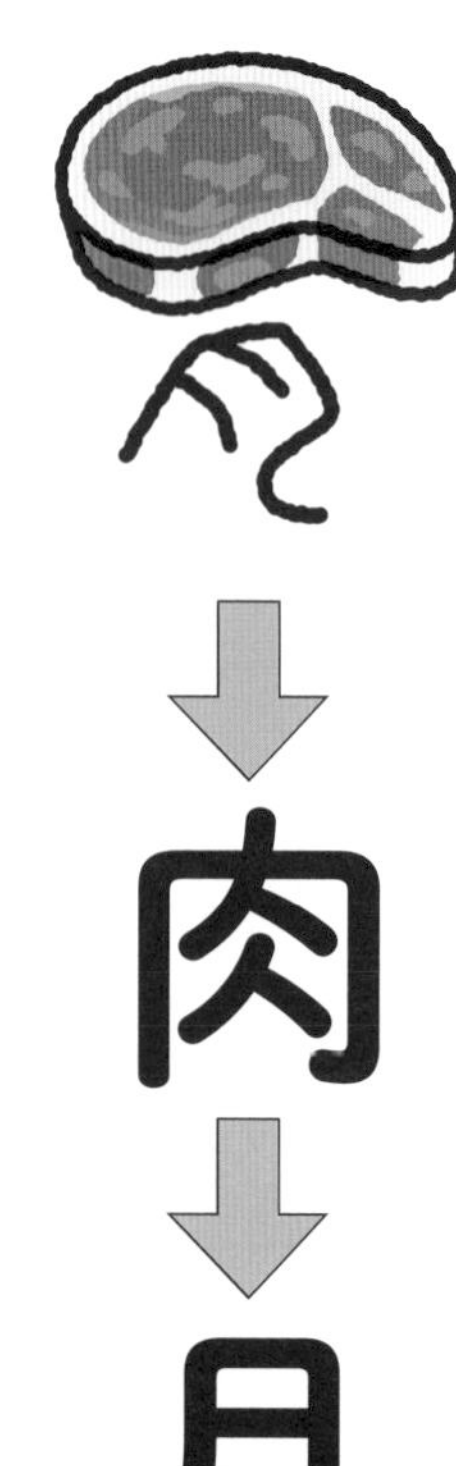

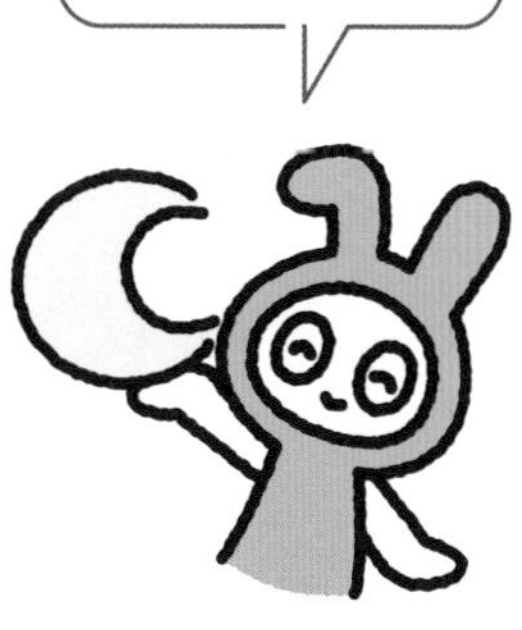

練習問題

問1 ①～⑲について、漢字の読みをひらがなに、カタカナを漢字にしなさい。

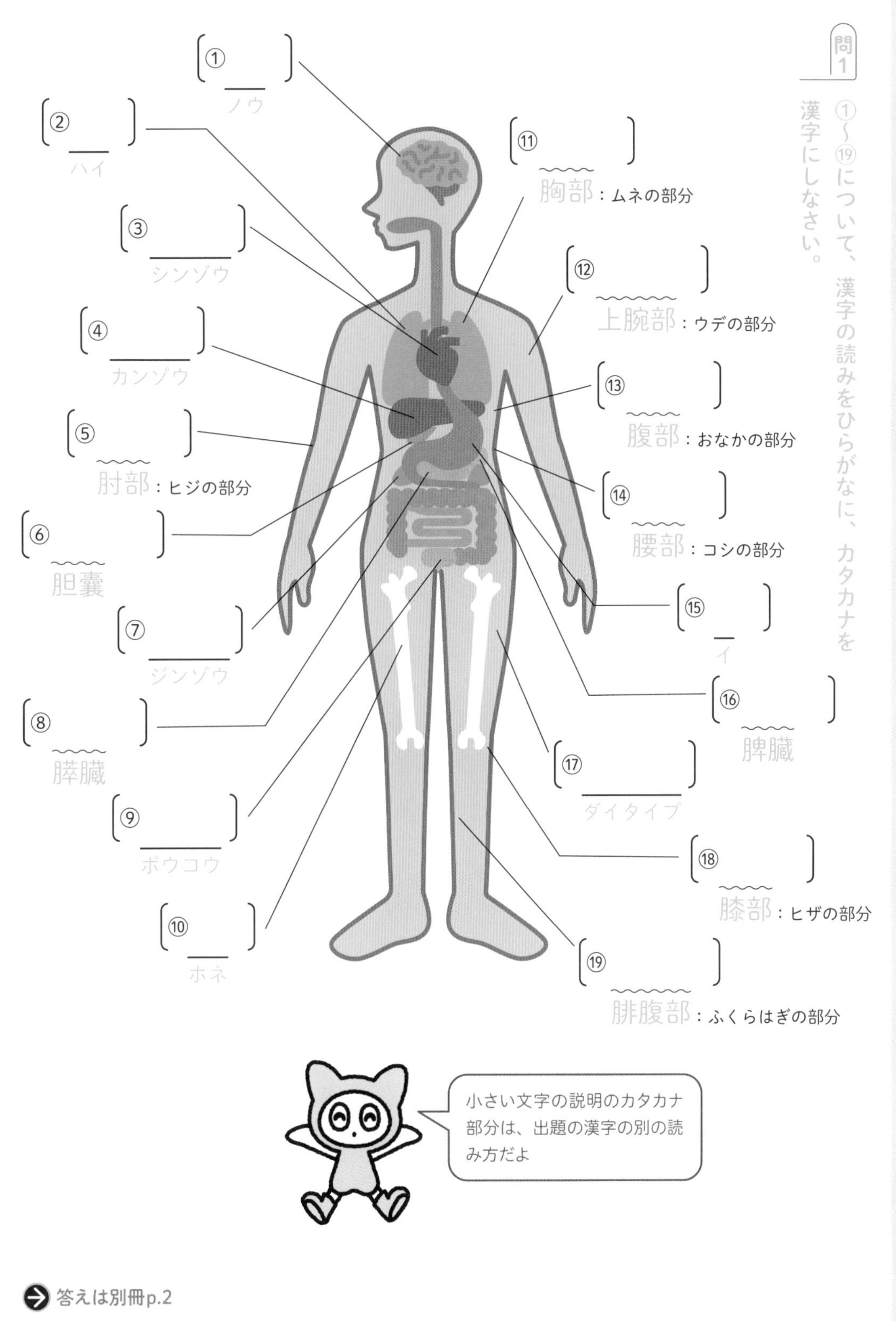

答えは別冊p.2

「疒」と「广」の漢字

病気や症状の漢字によく見られる「疒」

「疒」は漢字の部首の一つです。「垂（たれ）」の一種であり、「**やまいだれ**」といいます。

この漢字は**人間が病気で発汗しながら寝台に横たわる様子**を文字にしたものです。寝台を表す「爿」と横棒（人間）で構成されているのは、そのためです。そのような由来がある文字なので

病気（疾病、疫病）、腫瘍、潰瘍、白癬、痛み、痙攣

など、病気や症状に関連する単語に多く見られます。

「疒」と似た部首「广」が付く漢字

一方で「广」ですが、これは簡素な岩屋などの家屋あるいは屋根の形を文字にしたものです。「麻（読み：あさ、マ（麻薬など））」に含まれることに由来し、「**まだれ**」といいます。

このように「广」は家屋や建物に由来するのですが、麻を含め「序」「康」「度」など、建物とは関係ない漢字も多くあります。

医療現場でもたびたび目にすることがあると思います。

病床、健康、廃棄、座る

などは使用頻度が高いですね。

「疒」や「广」の部首が付く漢字は、看護を学ぶうえで頻繁に出てくるよ。これらを含む単語は読み書きできるようにしておこう！

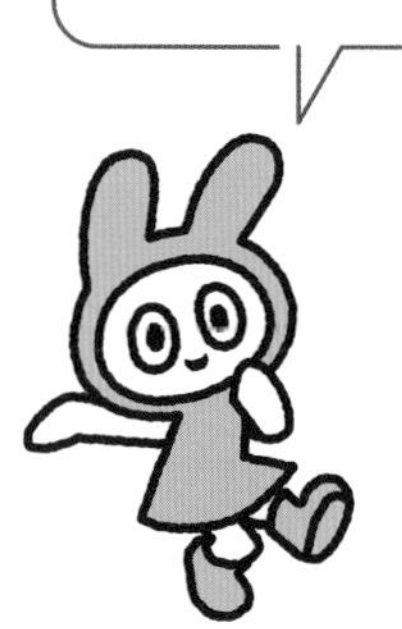

練習問題

問1〜7について、波線部の漢字の読みをひらがなで答えなさい。

問1　疥癬はヒゼンダニによる感染症で、多くの場合、痒みを伴う。
〔　　〕〔　　〕

問2　白癬菌の栄養素はケラチンであることから、白癬は皮膚の角質層や爪に発症しやすい。
〔　　〕

問3　川崎病(かわさきびょう)は全身性の血管炎に続いて動脈瘤の形成が起こることがある。
〔　　〕

問4　粘稠痰とは、粘(ねば)り気があるどろりとした状態の痰を指す。
〔　　〕

問5　損傷した皮膚の表面にでき、傷をふさぐ乾燥した血栓のことを痂皮という。かさぶたともよばれる。
〔　　〕

問6　蕁麻疹の発生には、暑さや寒さ、ストレスなどが因子となる場合もある。
〔　　〕

問7　糜爛とは皮膚や粘膜の表皮が欠損し、その下の組織が露出した状態のことをいう。
〔　　〕

問8〜12について、波線部のカタカナを漢字にしなさい。

問8　ガショウ安静時の体位変換は、一般に間隔が2時間を超えないことを目安に行う。
〔　　〕

問9　通常より疲れやすい状態を指すイヒロウカンは、うつ病などの精神疾患の症状としても現れる。
〔　　〕

問10　末期がんの患者に対しては、トウツウをコントロールすることが重要である。
〔　　〕

問11　これまでにかかった病気の履歴をキオウレキという。
〔　　〕

問12　食事の経口的摂取が困難な患者の家族と、イロウゾウセツについて話し合った。
〔　　〕

答えは別冊p.2

身体の部位を含む漢字

身体の部位に由来する部首

「月（にくづき）」＋「蔵」＝「臓」

「广（まだれ）」＋「木」＝「床」

など、私たちが使っている漢字は、「へん」「つくり」「かんむり」などの部首と、それ以外の部分で構成されます。

部首には、左のように身体の部位に由来するものがあります。

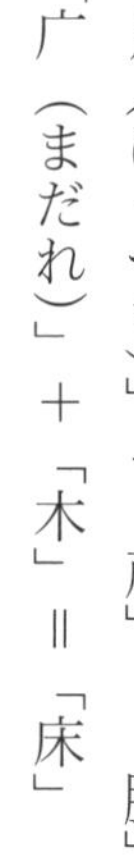

目
部首名：め、めへん
例　眼球、眉

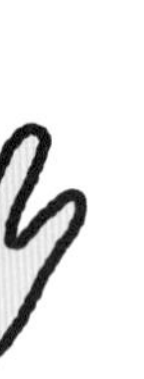

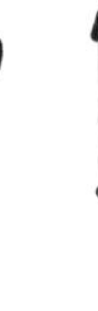

口
部首名：くち、くちへん
例　唾、唇

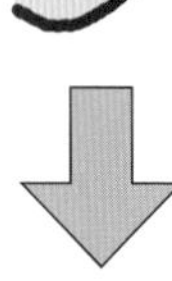

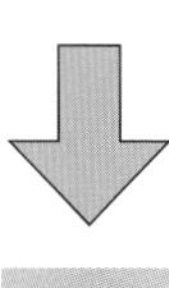

舌
部首名：した、したへん
例　舎、舐める

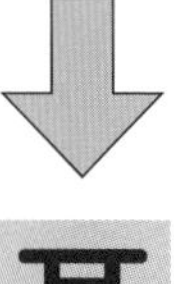

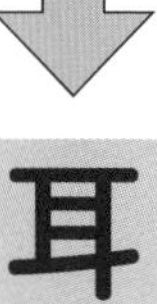

耳
部首名：みみ、みみへん
例　聞く、聴く

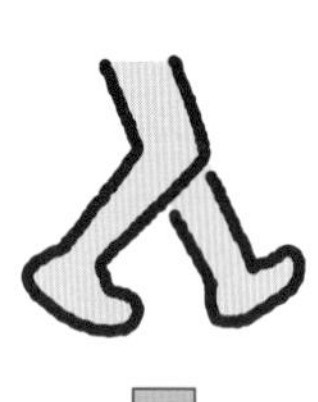

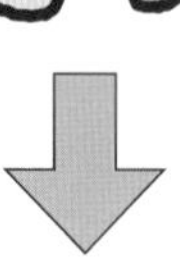

手　扌
部首名：て、てへん
例　撃つ、打つ

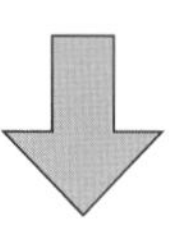

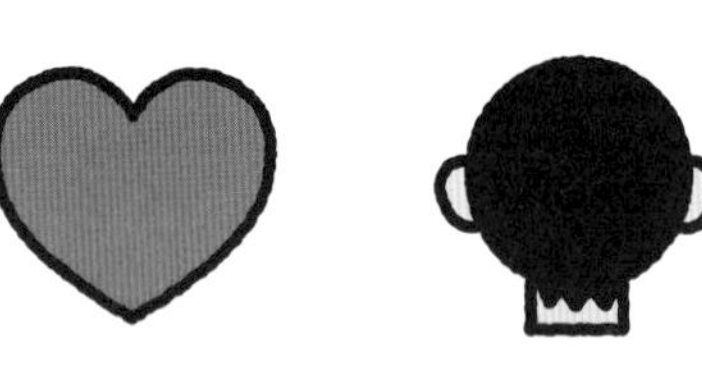

足
部首名：あし、あしへん
例　踏む、跳ねる

頭や心を表す部首には、左のようなものがあります。

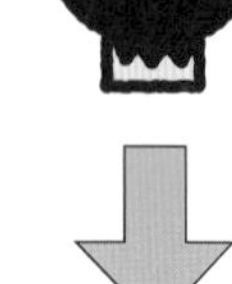

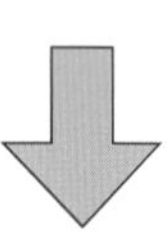

頁
頭や顔の名称・状態にかかわる。
部首名：おおがい、いちのかい
例　頭頂部、頸

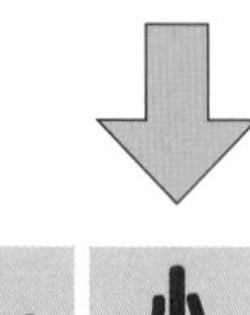

心　忄　⺗
心の作用にかかわる。
部首名：こころ、りっしんべん、したごころ
例　応じる、志、悩む、慕う

練習問題

問1～6について、波線部の漢字の読みをひらがなで答えなさい。

問1 眼に関する反射には、物が近づいたときなどに眼瞼を閉じて眼球を保護する瞬目反射がある。
（　　）（　　）

問2 噴門は食道への食物の逆流を防ぎ、幽門（ゆうもん）は十二指腸への食物の通過を調節している。
（　　）（　　）

問3 多汗症（たかんしょう）では、手掌や足底に多くの汗をかく症状がみられる。
（　　）（　　）

問4 踵骨部は、褥瘡の好発部位の一つである。
（　　）（　　）

問5 大唾液腺は、耳下腺、顎下腺、舌下腺の3種である。
（　　）（　　）
（　　）（　　）

問6 高ナトリウム血症は、基本的に脱水によって惹起（問題などを引き起こすこと）される。
（　　）（　　）

問7～11について、波線部のカタカナを漢字にしなさい。

問7 オウカクマクは、息を吸うときにはたらくキュウソクキンである。
（　　）（　　）

問8 乳児のコウシンに指先を当て、原始反射を確認する。
（　　）

問9 手の親指はボシ、足の親指はボシという。
（　　）（　　）

問10 胸腔ドレーンのソウニュウ後は、体動でバッキョが起こらないよう固定することが重要である。
（　　）（　　）

問11 感染症にリカンした患者を隔離する。
（　　）

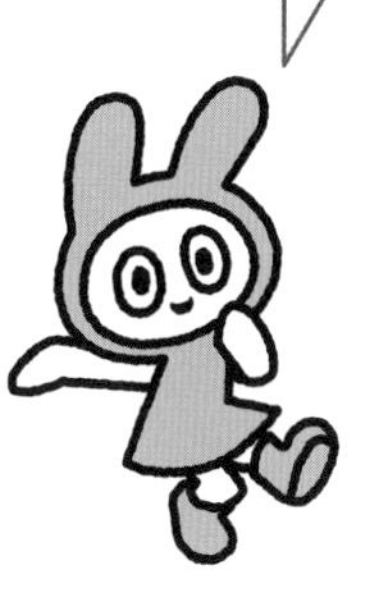

p.8～11に出てきた漢字の問題もあるよ！

答えは別冊p.2

医療用語で頻出の漢字

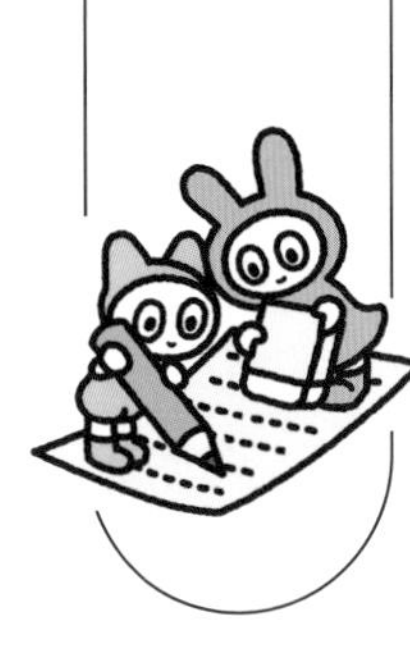

医療用語によくみられる「亻」「彳」「氵」「辶（⻌）」「言」

これまで見てきたように、漢字の部首には、それぞれの由来に基づく意味があります。それを理解して漢字を覚える一助としましょう。ここでは、医療用語で頻出の漢字の部首を紹介します。

亻

部首名：にんべん

例 休息、転倒など

ヒトの形をもとにした文字である「人」、それが「へん」になった形が「亻（にんべん）」です。

彳

部首名：ぎょうにんべん

例 往診、循環など

十字路の形から、進む意味をもつ「行」の字ができて、そこから「彳」ができたといわれます。形が「亻（にんべん）」に似ていることから、「ぎょうにんべん」とよばれます。

氵

部首名：さんずい

例 涙液、点滴など

水が流れる様子をもとにした文字である「水」、それが「へん」になった形が「氵（さんずい）」です。

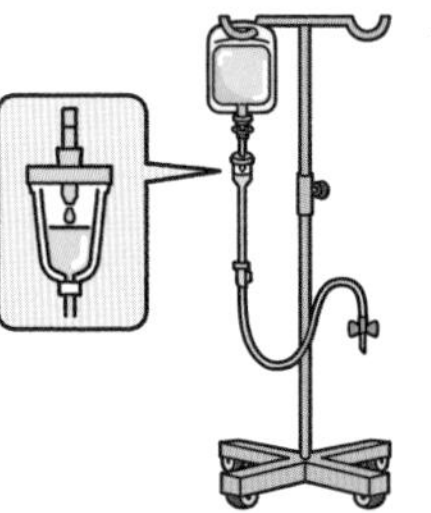

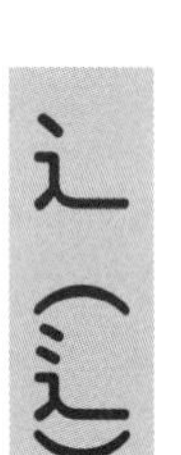

辶（⻌）

部首名：しんにょう、しんにゅう

例 食道、移送など

元は「辵」という形だったのが、簡略化されて「辶（⻌）」となりました。道を進むという意味があります。

言

部首名：ごんべん

例 発語、対話など

主に言語に関する漢字に用いられます、

練習問題

問1〜7について、波線部の漢字の読みをひらがなで答えなさい。

問1 創部を生理食塩水で洗浄する。〔　　〕

問2 看護過程の進捗を報告した。〔　　〕〔　　〕

問3 皮膚乾燥による瘙痒から擦過創がみられる。〔　　〕〔　　〕

問4 体温測定は、患側ではなく健側で行う。〔　　〕〔　　〕

問5 呼吸停止、心臓停止、瞳孔散大および対光反射の消失を、死の三徴候という。〔　　〕〔　　〕

問6 誤嚥性肺炎を防ぐため、食事中の姿勢に気をつけなくてはいけない。〔　　〕

問7 大腸内視鏡検査では、食物残渣を残さない前処置が必要である。〔　　〕

問8〜12について、波線部のカタカナを漢字にしなさい。

問8 ウイルスなどの感染力や毒性を失わせることを、フカツカという。〔　　〕

問9 インフルエンザウイルスは、ガイソウやくしゃみなどによって飛び散るヒマツに含まれて感染する。〔　　〕〔　　〕

問10 フィジカルアセスメントを行う際は、ショクシンも重要な身体シンサツ法である。〔　　〕〔　　〕

問11 学生といえども、医療を学ぶ者は災害時に医療者として役割のスイコウが求められる。〔　　〕

問12 人工呼吸療法中は、静脈カンリュウなどのジュンカンドウタイを保つ必要がある。〔　　〕〔　　〕

答えは別冊p.3

漢字

医療用語と一般用語

頻繁に目にするものとしては

悪心　読み：**おしん**

があげられます。初めて目にした人は「あくしん」などと読むかもしれません。これは「**吐き気**」を意味します。

ほかに身近なものとして

曖気　読み：**あいき**

があげられます。これは、胃にたまったガスが音を伴って食道・口腔を通って体外に排出される現象のことで、つまりは「げっぷ」のことです。字面だけではさっぱりわからないという方も多いでしょう。

このように、医療用語には知識がないと読めない、あるいは読めても意味がわからない単語がいくつも存在します。

臨床で指示された際に「わからない」ということにならないように、学生のうちにこうした言葉もしっかり覚えておきましょう。

患者さんに説明するときは、意味が伝わるよう、一般用語で説明する(できる)、ということも必要だよ！

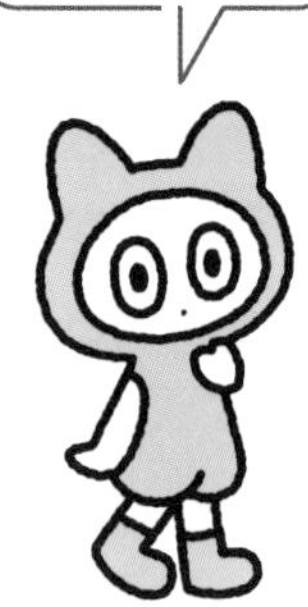

医療用語と一般用語で読みが異なる漢字

医療用語のなかには、一般用語とは異なる読み方をする漢字があります。たとえば、

睫毛
一般的な読み：**まつげ**
医療用語の読み：**しょうもう**

耳朶
一般的な読み：**みみたぶ**
医療用語の読み：**じだ**

などがあげられます。

正しい読み方と意味を知っておきたい医療用語

また、医療用語には、字面からは想像できないような読み方や意味をもつ言葉もあります。

練習問題

問1～5ついて、漢字の医療用語の読みと、患者さんに説明する際の一般的な読みをひらがなで答えなさい。

問1 悪阻
医療用語の読み〔　　〕
一般的な読み〔　　〕

問2 頭蓋骨
医療用語の読み〔　　〕
一般的な読み〔　　〕

問3 膿
医療用語の読み〔　　〕
一般的な読み〔　　〕

問4 麻疹
医療用語の読み〔　　〕
一般的な読み〔　　〕

問5 眩暈
医療用語の読み〔　　〕
一般的な読み〔　　〕

問6～9について、漢字の読みをひらがなで答え、その意味をア・イから選びなさい。

問6 増悪
ア 病状などが悪化すること
イ 憎み嫌うこと
読み〔　　〕 意味〔　　〕

問7 努責
ア 医療者の努力義務と責任
イ 排便や出産の際、下腹部に力を入れるいきみ
読み〔　　〕 意味〔　　〕

問8 侵襲
ア 菌の汚染状況
イ 医療処置（切開や麻酔など）による身体への影響
読み〔　　〕 意味〔　　〕

問9 振戦
ア 意識せず（不随意に）身体がふるえること
イ 気分が高調して好戦的になる様子
読み〔　　〕 意味〔　　〕

答えは別冊p.3

まとめテスト 1

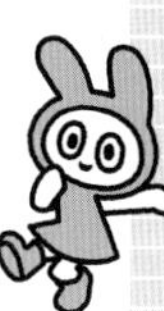

何問できたかな？

問1～11について、波線部の漢字の読みをひらがなで答えなさい。

問1 腸骨棘は、ジャンプやキックの動作で裂離骨折を起こすことがある。

［　　　　］［　　　　］

問2 腓骨は脛骨より細く、外側にある。

［　　　　］［　　　　］

問3 膠原病の発症には、自己免疫の機序が関与している。

［　　　　］

問4 急性胆嚢炎では上腹部に痛みを感じる。患者さんには右の肋骨付近の季肋部とみぞおち付近の心窩部の痛みの有無を問診する。

［　　　　］［　　　　］［　　　　］

問5 脂漏性皮膚炎は、皮脂分泌の多い頭部などによくみられる。

［　　　　］［　　　　］

問6 脈絡膜は強膜の内側にある黒褐色（こっかっしょく）の膜で、目に余分な光が入らないように暗幕（あんまく）のはたらきをしている。

［　　　　］［　　　　］

問7 腱の周囲を保護している皮膜を腱鞘という。

［　　　　］［　　　　］［　　　　］

問8 高齢者の皮膚は脆弱化しているため、援助時は注意する。

［　　　　］［　　　　］

問9 頓服用の頭痛薬が入った薬袋を患者さんに手渡した。

［　　　　］［　　　　］

問10 関節が拘縮して動かせなくなった場合でも、日常生活動作を行ううえで最も不自由が少ない肢位を良肢位という。

［　　　　］［　　　　］

問11 気管は、第4胸椎の高さで左右に分岐する。

［　　　　］［　　　　］

問12〜22について、波線部のカタカナを漢字にしなさい。

問12 手首でミャクハク測定をする際は、母指側のトウコツドウミャクに触れるようにする。
〔　　　〕〔　　　〕

問13 コマクは、ガイジとチュウジの間にある。
〔　　　〕〔　　　〕〔　　　〕

問14 ノウセキズイエキを採取する際は、側臥位になり身体をエビのように丸める体位をとる。
〔　　　〕

問15 ルイセンはナミダを作る器官であり、ナミダを取り込んで排出するのはルイテンである。
〔　　　〕〔　　　〕

問16 コツバンコウイはトレンデレンブルグ体位ともいわれ、産科や救急医療の場で用いられる。
〔　　　〕

問17 チョウヘイソクの内科的治療時の看護では、電解質異常や脱水症状の観察が重要である。
〔　　　〕

問18 両カシを伸ばした状態で座る姿勢を、チョウザイという。
〔　　　〕〔　　　〕

問19 ミャクハクが平常よりも速くなるフセイミャクをヒンミャクという。反対に平常よりも遅くなるフセイミャクをジョミャクという。
〔　　　〕〔　　　〕〔　　　〕

問20 ワクチンセッシュ後にジョウワン部の痛みを訴える副反応が多い。
〔　　　〕〔　　　〕

問21 ツイコツのツイコウが連なってセキチュウ管となり、この中にセキズイが走行している。
〔　　　〕〔　　　〕〔　　　〕〔　　　〕

問22 ダイドウミャクキュウから直接分枝する動脈は、ワントウ動脈、左ソウケイ動脈、左サコツカ動脈である。
〔　　　〕〔　　　〕〔　　　〕〔　　　〕

答えは別冊p.3

まとめテスト2

問1～10について、波線部の漢字の読みをひらがなで答えなさい。

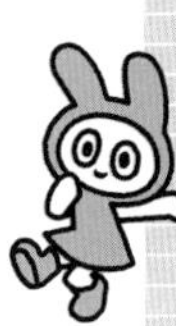

何問できたかな？

問1 炎症などによって組織に生じた管状の穴を瘻孔という。体表に開口するものと管腔臓器間を結ぶものとがある。
（　　）（　　）

問2 深部静脈血栓症とそれに続く肺塞栓症を合わせて静脈血栓塞栓症とよぶ。一般にエコノミークラス症候群とよばれる。
（　　）（　　）

問3 帯状疱疹の発症には、自己免疫の機序が関与している。
（　　）

問4 高齢者は、るい痩（やせの状態が著しい状態）による骨の突出がみられ、褥瘡ができやすい。
（　　）（　　）

問5 血中ビリルビン濃度が上昇すると、皮膚や眼球が黄色くなる黄疸がみられる。
（　　）

問6 気胸の治療では、チューブから薬剤などを入れて穴をふさぐ胸膜癒着術が行われることがある。
（　　）（　　）

問7 下痢がみられる際は止痢薬が処方されることがある。
（　　）（　　）

問8 糖尿病足病変は、重篤化すると足壊疽となり、足の切断が必要になることがある。
（　　）（　　）

問9 貧血では、口唇や爪床が青白く見えることがある。
（　　）（　　）

問10 創傷の治癒過程で、肉芽組織が多く形成されると瘢痕を残す。
（　　）（　　）

問11～21について、波線部のカタカナを漢字にしなさい。

問11 ゼンテイ神経と蝸牛神経が合流し、ナイジ神経となる。
〔　　〕〔　　〕

問12 肺の上端をハイセン、下部をハイテイという。
〔　　〕〔　　〕

問13 手術後の患者がハイヨウ症候群にならないよう予防することが重要である。
〔　　〕

問14 患者さんに投与されている薬のサヨウキジョを把握する必要がある。
〔　　〕

問15 セイシキや寝衣交換の際、ホッシンがないかを観察する必要がある。
〔　　〕〔　　〕

問16 障害児の地域における生活を支えるため、訪問による健康診査やリョウイクの相談・指導が行われている。
〔　　〕

問17 ヒトメンエキフゼンウイルス（HIV）に感染し指標となる日和見感染症を発症すると、後天性メンエキフゼンショウコウグン（AIDS）と診断される。
〔　　〕〔　　〕

問18 循環血液中から検出できる状態をキンケツショウといい、感染症により生命を脅かす臓器障害が引き起こされる状態をハイケツショウという。
〔　　〕〔　　〕

問19 急変時には、コメイハンノウの有無などにより意識レベルを確認する。
〔　　〕

問20 肺炎の患者にチンガイキョタン薬が処方された。
〔　　〕

問21 筋が過度に緊張するケイシュクが長く続くと、関節コウシュクが起こるおそれがある。
〔　　〕〔　　〕

答えは別冊p.4

まとめテスト 3

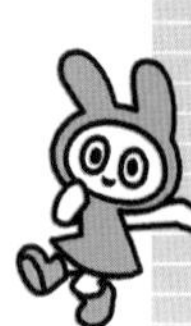

問1〜11について、波線部の漢字の読みをひらがなで答えなさい。

問1 手術の際に、血管や腸管、神経などをつなぐことを吻合とよび、単に組織を縫い合わせて閉じることを意味する縫合と区別する。
（　　　　）（　　　　）

問2 口から血を吐いた場合、消化管からの出血を吐血といい、肺や気管・気管支からの出血を喀血という。
（　　　　）（　　　　）

問3 傾眠は、うとうととして睡眠状態になりやすい意識障害のことであるが、スケールを利用して意識レベルを客観的に評価することが推奨されている。
（　　　　）

問4 間欠性跛行とは、しばらく歩行すると下肢に痛みや脱力、しびれなどが生じ歩行不能となるが、少し休息すると歩行可能になることをいう。
（　　　　）

問5 鼻腔粘膜から分泌される粘液の量や性状が病的に変化した状態を鼻漏という。
（　　　　）（　　　　）

問6 舌の上面や軟口蓋には、味覚を感知する味蕾という器官がある。
（　　　　）（　　　　）

問7 凝血を防ぐため、採血後の血液は抗凝固薬と十分に混和する。
（　　　　）（　　　　）

問8 盲腸にある虫垂が炎症を起こすと、急性虫垂炎となる。
（　　　　）（　　　　）

問9 神経過敏やうつ傾向によって、不眠を生じることがある。
（　　　　）（　　　　）

問10 運動神経は遠心性神経、感覚神経は求心性神経である。
（　　　　）（　　　　）

問11 乳児にみられる吸啜反射は原始反射の一つであり、大脳が発達すると消失する。
（　　　　）（　　　　）

問12〜22について、波線部のカタカナを漢字にしなさい。

問12 プロゲステロンはオウタイホルモン、エストロゲンはランポウホルモンともいわれる。
（　　　）（　　　）

問13 キュウキでは、酸素が肺胞から血液にカクサンする。
（　　　）（　　　）

問14 ゾウケツカン細胞とは、すべての血球の元となる細胞である。
（　　　）

問15 クッキンの上腕二頭筋とシンキンの上腕三頭筋は、キッコウする。
（　　　）（　　　）（　　　）

問16 尿細管は、糸球体に近いほうからキンイニョウサイカン、ヘンレのループ、エンイニョウサイカンという。
（　　　）（　　　）

問17 膀胱には、シンシュク性がある。
（　　　）

問18 マクロファージや樹状細胞は、コウゲンテイジ細胞である。
（　　　）

問19 シキュウケイ部にできるがんをシキュウケイがん、シキュウタイ部にできるがんをシキュウタイがんという。
（　　　）（　　　）

問20 ゼントウヨウには運動性ゲンゴチュウスウ（ブローカ野）があり、ソクトウヨウには感覚性ゲンゴチュウスウ（ウェルニッケ野）がある。
（　　　）（　　　）（　　　）

問21 トウセキ療法には、血液トウセキとフクマクトウセキがある。
（　　　）（　　　）

問22 ケトン体は、グルコース不足時にダイタイエネルギーとなる。
（　　　）

答えは別冊p.4

まとめテスト 4

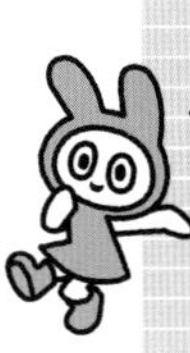

問1〜15について、漢字の読みをひらがなで答え、意味をア・イから選びなさい。

問1 咳嗽
ア ため息
イ せき
読み〔①　　〕
意味〔②　　〕

問2 浮腫
ア すぐ消失する腫瘍
イ むくみ
読み〔①　　〕
意味〔②　　〕

問3 喘鳴
ア 呼吸する際のヒューヒュー・ゼーゼーという音
イ 口を開けたときのパッという音
読み〔①　　〕
意味〔②　　〕

問4 嗄声
ア かん高い声
イ かすれ声、しわがれ声
読み〔①　　〕
意味〔②　　〕

問5 吃逆
ア 思っていることと逆のことを言う症状
イ しゃっくり
読み〔①　　〕
意味〔②　　〕

問6 発赤
ア 皮膚や粘膜が充血などにより赤くなること
イ 発熱などにより顔が赤くほてること
読み〔①　　〕
意味〔②　　〕

問7 含嗽
ア 口をふくらませる動作
イ うがい
読み〔①　　〕
意味〔②　　〕

問8
寛解
ア　病気の症状が一時的もしくは継続的に消失している状態のこと
イ　病気であると思われた症状が、実際には病気ではないと判明すること
読み〔①　　〕
意味〔②　　〕

問9
流涎
ア　よだれ
イ　リンパ液の流れ
読み〔①　　〕
意味〔②　　〕

問10
盗汗
ア　水分補給
イ　寝汗
読み〔①　　〕
意味〔②　　〕

問11
呻吟
ア　歌うような甲高い声
イ　うなり声
読み〔①　　〕
意味〔②　　〕

問12
不穏
ア　気分が沈みがちになり、すっきりしないこと
イ　不安そうで落ち着きのない状態
読み〔①　　〕
意味〔②　　〕

問13
寡動
ア　落ち着きなく頻繁（ひんぱん）に身体を動かすこと
イ　随意運動が困難で日常動作が緩慢（かんまん）な状態
読み〔①　　〕
意味〔②　　〕

問14
羞明
ア　明るい所へ出ることを恥ずかしいと思う気持ち
イ　まぶしいこと
読み〔①　　〕
意味〔②　　〕

問15
円背
ア　背中の丸まり（ねこ背）
イ　脊柱
読み〔①　　〕
意味〔②　　〕

答えは別冊p.5

敬語の種類

敬語は大きく分けて3種類存在する

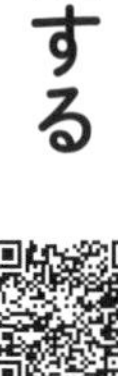

患者さんやその家族はもちろん、施設のスタッフなどとコミュニケーションをとる際にも欠かせないのが敬語です。

ひと口に敬語といっても、相手や第三者の行為・ものごと・状態などについて、その人物を高く位置づけて表現する「**尊敬語**」、自分自身の行為をへりくだって表現する「**謙譲語**」、丁寧に表現する「**丁寧語**」の3つが存在します。

円滑なコミュニケーションを図るためにも、それぞれの性質を理解し、正しい使い方を身につけましょう。

3種類	5種類	
尊敬語	尊敬語	「いらっしゃる・おっしゃる」型
謙譲語	謙譲語Ⅰ	「うかがう・申し上げる」型
	謙譲語Ⅱ（丁重語）	「参る・申す」型
丁寧語	丁寧語	「です・ます」型
	美化語	「お酒・お料理」型

（出典／文化庁審議会答申 敬語の指針、2017、13頁）

敬語は大きく3つに分類。さらに細かく5つに分類できるよ！

尊敬語と謙譲語を正しく使おう

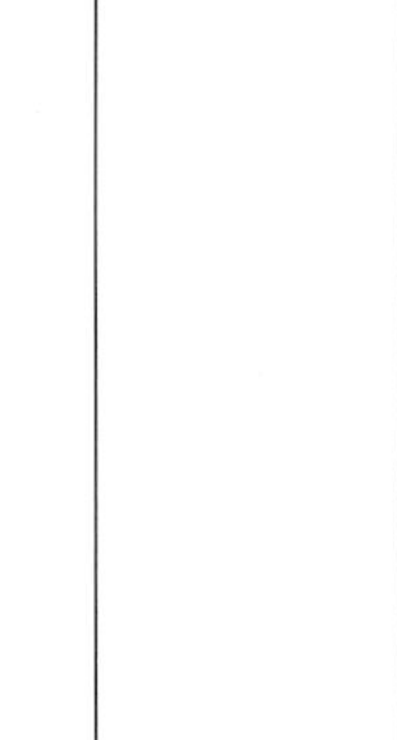

敬意を表現する方法は多くの言語に存在しますが、日本語の敬語はかなりルールが複雑であるといえるでしょう。尊敬語と謙譲語の違いを理解できていないために誤った使い方をしている人に出会うことがあります。

尊敬語とは、目上の人や自分より立場が上の人を敬い、**相手を立てる気持ちを表す敬語**です。一方で**謙譲語**は、**自分がへりくだることで相手を立て、敬意を表す敬語**です。その違いを簡潔にまとめると左のようになります。ポイントは、**敬語部分が相手の言動か（尊敬語）、自分の言動か（謙譲語）という点**です。

相手を自分より上に位置づけるために、
- 自分はそのまま、相手を高める → 尊敬語
- 相手はそのまま、自分を低める → 謙譲語

また、尊敬語、謙譲語のほかに**丁寧語**があります。これは「それは重要なことです」「病院へ行きます」など、語尾に「です」「ます」「ございます」をつけたり、「お花」「ご家族」など、言葉の先頭に「お」「ご」をつけることで丁寧な表現に変え、敬意を表すものです。

練習問題

問1〜3について、波線部の動詞を例文のように尊敬語・丁寧語で表現しなさい。

問1

する「患者さんがリハビリをする」

①**尊敬語**：患者さんがリハビリを〔　　〕。

②**丁寧語**：患者さんがリハビリを〔　　〕。

問2

いる「患者さんが談話室にいる」

①**尊敬語**：患者さんが談話室に〔　　〕。

②**丁寧語**：患者さんが談話室に〔　　〕。

問3

来る「患者さんが処置室に来る」

①**尊敬語**：患者さんが処置室に〔　　〕。

②**丁寧語**：患者さんが処置室に〔　　〕。

問4について、波線部の動詞を謙譲語で表現しなさい。

問4

①（私が）患者さんと一緒にリハビリをします。
〔　　〕。

②（私が）患者さんと一緒に談話室にいます。
〔　　〕。

③（私が）患者さんと一緒に処置室に行きます。
〔　　〕。

問5〜7について、波線部の敬語が正しいかどうかを判断し、誤っている場合は正しい言葉を記入しなさい（いずれも敬語を用いる状況であることを前提とする）。

問5

患者さんの申していたことを正確に報告してください。
〔正・誤〕〔　　〕

問6

患者さんの病状の記録を拝見しますか。
〔正・誤〕〔　　〕

問7

患者さんは実習生の皆さんにも、お礼をおっしゃっていました。
〔正・誤〕〔　　〕

答えは別冊p.5

敬語の性質

ここではそれぞれの種類の敬語の性質と正しい使い方について、より詳しく解説していきます。

敬語の性質を理解しよう

尊敬語　動作する人を高めて敬意を示す

尊敬語は、動作する人（相手または第三者）を高め、敬意を示す表現です。「先生がおっしゃっていた」など、**主語は動作する人**になるため、**自身の言動に対して尊敬語を使うことはありません。**

話題　動作「見る」

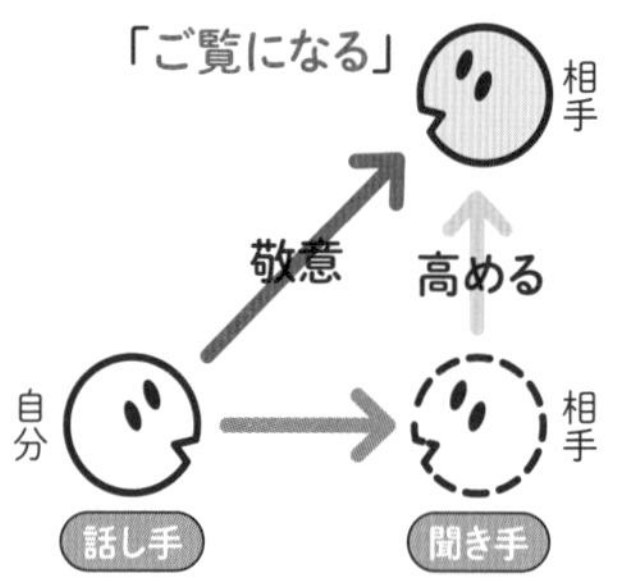

「ご覧になる」　相手
敬意　高める
自分　相手
話し手　聞き手

相手を高め、動作する相手（患者さん、家族、看護師など）に対して敬意を表する

❶特別な言葉を使った表現
例 言う→おっしゃる
食べる→召し上がる
❷「お（ご）～になる」という表現
例 看護師長がお話しになる
❸「れる」「られる」という表現
例 ○○先生が執刀される
❹「お」「ご」を使った表現
例 お名前、おからだ、ご記入

謙譲語　動作する人を低めることで相手を敬う

謙譲語は、動作する人（自分など）を低めることで相手を相対的に高め、敬意を示す表現です。**動作の主体を低めることがポイント**なので、**主語が自分自身のほか、自分側の人や第三者・事物である場合にも使用できます。**

「自分を低める＝おじぎをする」とイメージしてみて！

話題　動作「見る」

自分　相手
低める　敬意
自分　「拝見する」
話し手　聞き手

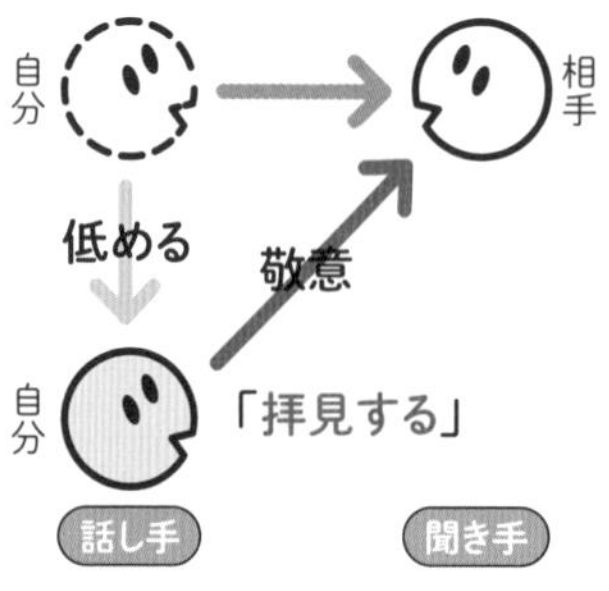

動作する自分を低め、結果として動作を受ける相手（患者さん、家族、看護師など）を高める

❶特別な言葉を使った表現
例 食べる・もらう
→いただく
言う
→申す・申し上げる
聞く・行く→うかがう
見る→拝見する
与える→差し上げる
❷「お（ご）～する」という表現
例 先生の本をお借りする
先生にカルテをお渡しする
❸主語が自分側の人や第三者・事物の場合の表現
例 息子がうかがいます
バスが参りました

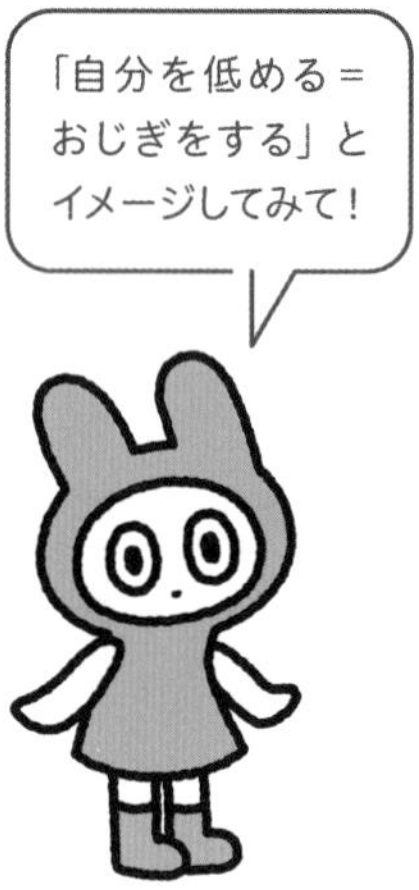

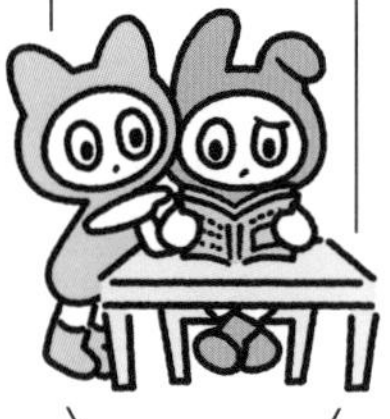

丁寧語　丁寧な言い方で、相手を敬う気持ちを表す

丁寧語は、聞き手に対して丁寧な物言いで敬意を示す表現です。語尾を「です」や「ます（ございます）」に変えるだけでよいため、尊敬語や謙譲語と比べると、使いやすい敬語であるといえるでしょう。

話題｜動作「見る」

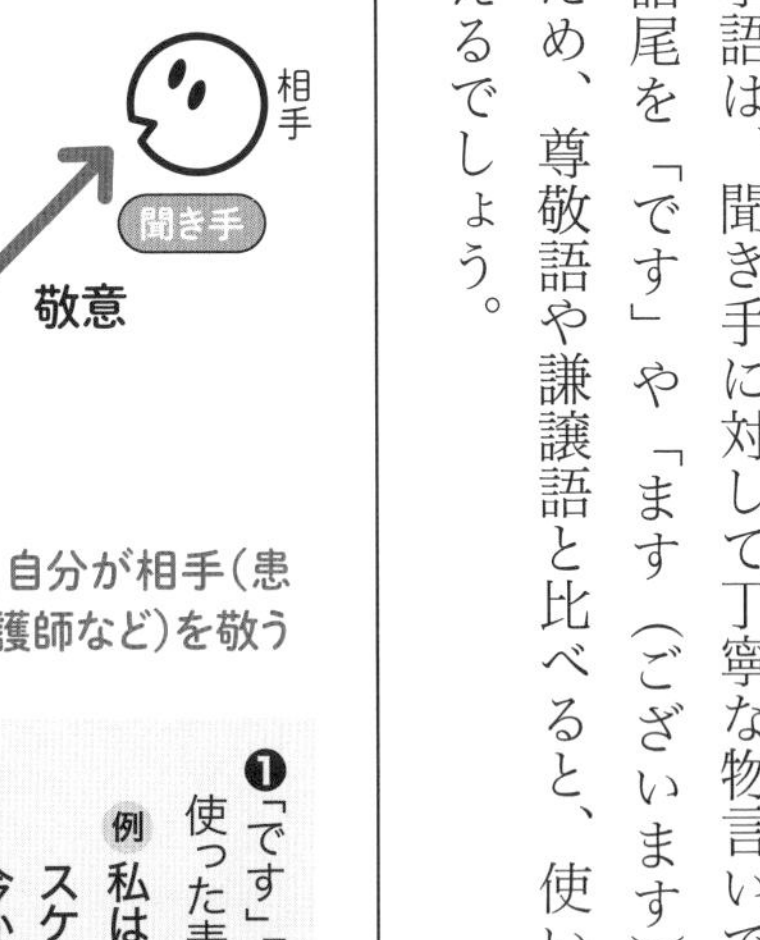

話題に関係なく、自分が相手（患者さん、家族、看護師など）を敬う

❶「です」「ます」「ございます」を使った表現

例 私はこの病院の看護師です
スケジュールを確認します
今から休憩をとります

❷「お」「ご」を使った表現

例 ご飯
お花
ご家族

COLUMN

不思議な敬語表現「よろしかったでしょうか？」

実習中に学生が「これから血圧を測ってよろしかったでしょうか？」と患者さんに確認し、日本語が変だと指摘されました。この表現を、最近よく耳にします。

血圧を測定してもよいかたずねる場合は、現在進行形の事柄になるため、「よろしいでしょうか」が正解です。「よろしかったでしょうか」は、過去の物事や相手がすでに了承した事柄に対して、確認するときに使うのはかまいません。

練習問題

問1～3の動詞を尊敬語・謙譲語・丁寧語で表現しなさい。

問1

食べる

① **尊敬語**：患者さんが食事を〔　　　〕。

② **謙譲語**：私が患者さんより先に食事を〔　　　〕。

③ **丁寧語**：患者さんと看護師が食事を〔　　　〕。

問2

会う

① **尊敬語**：患者さんがご家族に〔　　　〕。

② **謙譲語**：私が患者さんのご家族に〔　　　〕。

③ **丁寧語**：患者さんと看護師がご家族に〔　　　〕。

問3

行く

① **尊敬語**：患者さんが検査室に〔　　　〕。

② **謙譲語**：私が検査室に〔　　　〕。

③ **丁寧語**：患者さんと看護師が検査室に〔　　　〕。

→ 答えは別冊p.6

敬語の使い分け

「くださる」と「いただく」を正しく使い分ける

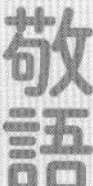

敬語の用法で注意が必要なのは尊敬語と謙譲語の使い分けですが、その中でも特に誤りやすいのが「**くださる**」と「**いただく**」です。まず、「**くださる**」と「**いただく**」はそれぞれ尊敬語、謙譲語のどちらになるでしょうか。

たとえば、私たちは食事の前に「いただきます」と言います。食べる、つまり「いただく」のは自分です。「くださいます」と言って食べ始める人はいませんよね。この基本を理解しておけば、「くださる」と「いただく」の誤用は減るはずです。

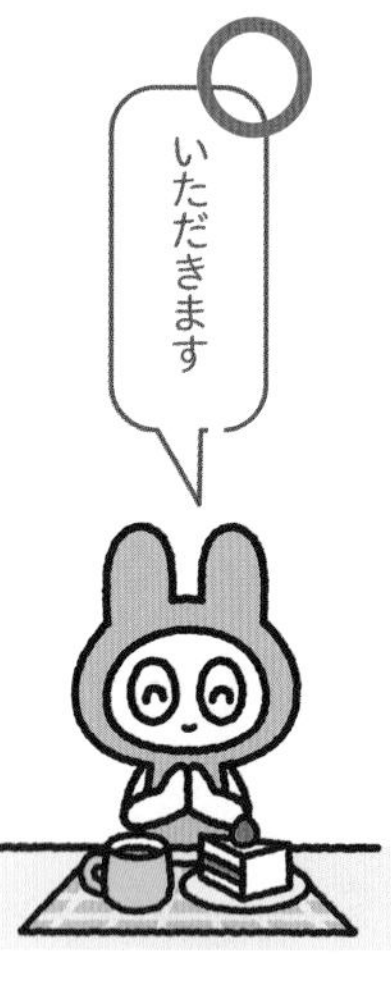

次に例文をあげてみましょう。

A 臨地実習の機会を与えて**くださって**感謝しています。
B 臨地実習の機会を与えて**いただいて**感謝しています。

A、Bを読み比べてください。双方の意味に違いはなく、敬語の用法としても誤りはありません。

では、次の例文はいかがでしょう。

C 看護師長から激励の言葉を**くださった**ことをうれしく思います。
D 看護師長から激励の言葉を**いただいた**ことをうれしく思います。

C、Dにもおかしな点はない。もしそう感じたなら、あなたは〝敬語が苦手〟なのかもしれません。

何がおかしいかを伝える前に、例文AとBを、それぞれ敬語を用いない表現に戻してみましょう。この先は、一度考えてみてからお読みください。

A 臨地実習の機会を与えて**くれて**感謝しています。
B 臨地実習の機会を与えて**もらって**感謝しています。

おわかりでしょうか。「くださる」と「いただく」はそれぞれ次のような関係になっています。

Point

（相手が自分に）くださる 尊敬語 →「くれる」のは相手の行為
（自分が相手から）いただく 謙譲語 →「もらう」のは自分の行為

相手
くれる、くださる
もらう、いただく
自分

次に例文C とD についても、敬語を用いない表現に戻してみましょう。

C 看護師長から激励の言葉をくれたことをうれしく思います。
D 看護師長から激励の言葉をもらったことをうれしく思います。

どうですか。こうすると、「C がおかしい」ことに気づきますね。他方、例文D は正しい用法だとわかります。

ところで、冒頭の例文A、B は、なぜどちらも正しい表現だったのでしょう。A、B に主語を加えて考えてみましょう。

A ○○様が臨地実習の機会を与えてくださって（くれて）感謝しています。
B 私は臨地実習の機会を与えていただいて（もらって）感謝しています。

A は「実習の機会を与えてくれた」人に敬意を表している「**尊敬語**」を用いた文であり、B は「実習の機会を与えてもらった」自分がへりくだっている「**謙譲語**」を用いた文だからなのです。

練習問題

問1～5の文脈から、かっこ内に「くださる・いただく」のどちらも入る場合は解答欄のA、「くださる」だけの場合はB、「いただく」だけの場合はCを、それぞれ選びなさい（※「くださる」と「いただく」の活用形も含む）。

問1 患者さんの行動から、看護に関する貴重なヒントを〔くださる・いただく〕ことができました。 〔　〕

問2 挽回のチャンスを〔くださった・いただいた〕ことを幸運と思っています。 〔　〕

問3 退院した患者さんが礼状を〔くださった・いただいた〕ことがあるが、とてもうれしいものだ。 〔　〕

問4 高齢者が自力で歩いて〔くださる・いただく〕ようサポートすることが必要だ。 〔　〕

問5 高齢者に自力で歩いて〔くださる・いただく〕ようサポートすることが必要だ。 〔　〕

答えは別冊p.6

まとめテスト 1

次の例のように、問1〜15の言葉を尊敬語にしなさい（難易度：問1〜7は初級、問8〜11は中級、問12〜15は上級）。

例：座る　↓〔　お座りください　〕

問1　立つ　↓〔　　〕

問2　計る　↓〔　　〕

問3　話す　↓〔　　〕

問4　聞く　↓〔　　〕

問5　利用する　↓〔　　〕

問6　着席する　↓〔　　〕

問7　会う　↓〔　　〕

問8　する　↓〔　　〕

問9　入る　↓〔　　〕

問10　出る　↓〔　　〕

問11　いる　↓〔　　〕

問12　買う　↓〔　　〕

問13　着替える　↓〔　　〕

問14　見る　↓〔　　〕

問15　食べる　↓〔　　〕

次の例のように、問16～28の語を謙譲語にしなさい（難易度：問16～22は初級、問23は中級、問24～28は上級）。

例：借りる ➡［ お借りします／拝借します ］

問16 貸す ➡［ ］

問17 拭く ➡［ ］

問18 伝える ➡［ ］

問19 待つ ➡［ ］

問20 尋ねる ➡［ ］

問21 案内する ➡［ ］

問22 紹介する ➡［ ］

問23 する ➡［ ］

問24 言う ➡［ ］

問25 見る ➡［ ］

問26 聞く ➡［ ］

問27 与える ➡［ ］

問28 もらう ➡［ ］

「わかりました」を目上の人に伝えるとき、「かしこまりました」「承（うけたまわ）りました」と言うよ！

答えは別冊p.7

まとめテスト2

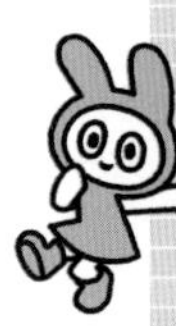

次の問1〜3の、学生が看護師に報告を行う場面を敬語で表現しなさい（傍線部）。

問1

（私が）今から午前中の患者さんの状態を報告①する。

（看護師に）②時間をもらえるか。

①ご報告〔　　　〕

②お時間を〔　　　〕

問2

（私は）今日の行動計画で予定していたとおり、10時に検温を①行った。その後、看護師が実施する食前の血糖値測定を見学②した。

①〔　　　〕

②〔　　　〕

問3

10時に行った検温では、体温37・4℃①であったが、顔の紅潮などは見られず、悪寒や倦怠感など自覚症状の訴えは②なかった。呼吸数は24回／分で、浅い呼吸を③していた。肺の聴診を行うと右下葉の音が弱く、患者さんご自身が「横になると息苦しい」と④言った。

①〔　　　〕

②〔　　　〕

③〔　　　〕

④〔　　　〕

次の問4～11のアとイのうち、敬語を使った表現を選びなさい。

問4
ア　受付にたくさんの人が並ぶ。
イ　ご家族がお見舞いにいらっしゃる。
〔　　〕

問5
ア　患者さんが外出される。
イ　患者さんが病室に戻る。
〔　　〕

問6
ア　先生が休憩なさる。
イ　看護師が休憩をとる。
〔　　〕

問7
ア　患者さんの容体を報告する。
イ　先生のご予定を確認する。
〔　　〕

問8
ア　看護師長から激励の言葉をもらう。
イ　患者さんに感謝の言葉をいただく。
〔　　〕

問9
ア　患者さんの荷物をお持ちする。
イ　先輩看護師から指示を受ける。
〔　　〕

問10
ア　点滴を交換する。
イ　注射をします。
〔　　〕

問11
ア　病室の場所を尋ねられる。
イ　病室にご案内する。
〔　　〕

答えは別冊p.7

まとめテスト３

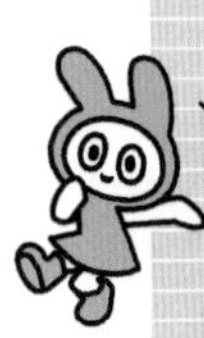

次の問1〜11の傍線部の表現は、ア尊敬語、イ謙譲語、ウ丁寧語のどれか。

問1　この患者さんは、まだ学生です。（　）

問2　先生が休憩室で昼食を召し上がる。（　）

問3　ご家族から情報をいただく。（　）

問4　夜勤の看護師が仕事を終えて帰宅なさった。（　）

問5　今日の手術は、ベテランの医師が執刀されます。（　）

問6　先ほどカルテをお渡ししました。（　）

問7　来週の勉強会に参加させていただきます。（　）

問8　病院の裏手にある駐車場に車を止めてください。（　）

問9　書類を拝見する。（　）

問10　明日は、ご家族がいらっしゃる日です。（　）

問11　本日は病院内を散歩しましょう。（　）

次の問12〜23の傍線部を、指示された敬語に直しなさい。

問12 患者さんの状態が安定した。〈丁寧語〉➡〔　〕

問13 患者さんが食事をとった。〈尊敬語〉➡〔　〕

問14 指導者に報告する。〈謙譲語〉➡〔　〕

問15 看護師長が連絡事項を伝える。〈尊敬語〉➡〔　〕

問16 私は看護師の田中と言います。〈謙譲語〉➡〔　〕

問17 患者さんが受付で待つ。〈尊敬語〉➡〔　〕

問18 患者さんのご家族と話す。〈謙譲語〉➡〔　〕

問19 先生が説明をしてくれる。〈尊敬語〉➡〔　〕

問20 患者さんに清拭をしてよいか。〈丁寧語〉➡〔　〕

問21 先輩看護師に指導をしてもらった。〈謙譲語〉➡〔　〕

問22 今日は手術日だ。〈丁寧語〉➡〔　〕

問23 看護部長が来る。〈尊敬語〉➡〔　〕

➔ 答えは別冊p.8

接続詞の基本

言葉と言葉、文と文などをつなげる接続詞のはたらきを知ろう

接続詞とは、前後の文節や文をつなぐ言葉のことで、**つなぎ言葉**ともよばれます。接続詞にはいくつか種類があり、それをまとめたものが**下段の表**になります。接続詞は**6種類に分類**されます。

「そのままつなぐ」や「反対の流れにする」など、**それぞれの接続詞の特性と、それに則した適切な使い方がある**ので、しっかり覚えておきましょう。接続詞のなかでも、「だから」「すると」などの**順接**、「しかし」「ところが」などの**逆接**、「なぜなら」「ただし」などの**説明・補足**の接続詞は、使用頻度が高いといえます。

- **接続詞は前後の話をつなげる重要な役割をもつ**
- **接続詞はそのはたらきによって6種類に分類できる**

なお、接続詞は基本的に漢字を用いず、ひらがなで書きます（×即ち、但し、従って、又、その上、など）。

順接（そのままつなぐ）	だから／それで／そこで／すると／したがって／よって　など
逆接（反対の流れにする）	しかし／だが／けれども／ところが／しかるに　など
並立・累加（並べる・付け加える）	また／なお／そして／そのうえ／および　など
対比・選択（比較する・選ばせる）	あるいは／または／もしくは／それとも　など
説明・補足（説明する・補う）	つまり／なぜなら／すなわち／ただし　など
転換（話題を変える）	ところで／さて／では／それでは／ときに　など

練習問題

問1～4について、空欄に入る接続詞として適切なものを、ア～カの中から選びなさい。

ア　しかし　イ　なぜなら　ウ　あるいは
エ　それとも　オ　だから　カ　そのうえ

問1　ご家族が面会に来られた。〔　　〕、面会の時間が過ぎていたため帰っていただいた。〔　　〕

問2　今日は患者さんの体調が落ち着いていた。〔　　〕、中庭を散歩した。〔　　〕

問3　彼はすぐに退院できるはずだ。〔　　〕リハビリをとても頑張っているからだ。〔　　〕

問4　今日は欠勤の看護師が多い。〔　　〕、医師も少ない。〔　　〕

問5、6について、①～④のかっこ内の接続詞のうち最も適切なものを選びなさい。

問5　私は、文章がうまく書けるほうだと思っている。①〔それどころか／ただし／なぜならば〕、何度も作文コンクールで賞を取ったことがあり、②〔そのうえ／ともあれ／つまり〕わかりやすく③〔でも／ただし／かつ〕おもしろいと読んだ人から言われるからである。④〔また／もしくは／しかしながら〕、私自身も書くことを楽しく感じている。

①〔　　〕　②〔　　〕
③〔　　〕　④〔　　〕

問6　6月は休日がない。①〔それどころか／ただし／なぜならば〕開校記念日があり、わずか1日ではあるが②〔そのうえ／ともあれ／つまり〕身体を休めることができる。③〔でも／ただし／かつ〕、私としてはゴールデンウィークの休日の一部、④〔したがって／もしくは／しかしながら〕夏休みの一部を、6月の休日にしてほしいとも思うのである。

①〔　　〕　②〔　　〕
③〔　　〕　④〔　　〕

答えは別冊p.8

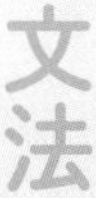

文法

連体詞の基本

名詞を修飾して詳しく説明する

連体詞は＊品詞の一つですが、ほかの品詞と比べて語の数が少ないため、学校によっては体系的に学ばないところもあるかもしれません。

連体詞とは、**名詞を修飾する、活用がない語**であり、下の表に示すように、大きく**5種類**に分類されます。

下の表の「〜の」型に分類される、いわゆる**こそあど言葉**については、次項で詳しく説明します。

連体詞には、ほかの品詞の語と紛らわしいものがあります。**「〜な」型の「いろんな」は連体詞ですが、「いろいろな」は形容動詞です。**また、「大きな」「小さな」は連体詞ですが、「大きい」「小さい」**は形容詞です**（形容動詞、形容詞は活用があります）。こうした点もおさえながら覚えましょう。

＊単語を、その機能によって分類したものを品詞という。動詞、形容詞、形容動詞、名詞、副詞、連体詞、接続詞、感動詞、助動詞、助詞の十種類がある

「〜の」型	この（その・あの・どの）／ほんの／例の 例：この薬 ほんの少し
「〜な」型	大きな／小さな／おかしな／いろんな 例：大きな病室
「〜る」型	ある／あらゆる／いわゆる／きたる 例：あらゆる症例
「〜た（だ）」型	たいした／とんだ 例：たいした傷ではない とんだ迷惑
その他	わが、あらぬ 例：わが国 あらぬ疑い

練習問題

問1～10について、かっこ内の連体詞のうち最も適切なものを選びなさい。

問1 〔きたる／おかしな／いかなる〕理由があろうとも、リハビリを怠るのはよくない。〔　　　　〕

問2 患者さんの体調に〔いろんな／とんだ／大きな〕変化は見られない。〔　　　　〕

問3 食後に〔小さな／この／あらゆる〕薬を飲んでください。〔　　　　〕

問4 〔大きな／あらゆる／たいした〕治療法を試したが、症状が改善することはなかった。〔　　　　〕

問5 病院には〔小さな／おかしな／いろんな〕病気にかかった人が来ます。〔　　　　〕

問6 新型コロナウイルス感染症の罹患後症状、〔たいした／どの／いわゆる〕後遺症について説明します。〔　　　　〕

問7 〔いわゆる／小さな／たいした〕傷ではないが、応急処置はしっかり済ませてください。〔　　　　〕

問8 〔大きな／小さな／いろんな〕病院では設備が整っていないので手術ができない。〔　　　　〕

問9 〔おかしな／わが／たいした〕国の総人口に占める65歳以上の人口の割合は、増加傾向にある。〔　　　　〕

問10 道に迷い、〔大きな／とんだ／どの〕場所に来てしまったと感じた。〔　　　　〕

答えは別冊p.8

CHAPTER
3

文法

指示語

物事を指し示すはたらきをする指示語

同じ単語が文章中に何度も登場すると、読みにくい文章になってしまうことがあります。この問題を解決するために活用されるのが、物事を指し示すはたらきをする**指示語**です。**こそあど言葉**ともよばれます。

指示語にはいくつかの種類があり、それをまとめたものが**下の表**です。「**こ**（近称）」「**そ**（中称）」「**あ**（遠称）」「**ど**（不定称）」は、**話し手・聞き手と指し示す対象の距離によって使い分けます。**

こ　近称：話し手に近いものを指す
そ　中称：聞き手に近いものを指す
あ　遠称：話し手・聞き手のどちらからも遠いものを指す
ど　不定称：遠近がわからないものを指す

また、指示語には「**物**を指す指示語」「**場所**を指す指示語」「**方向**を示す指示語」「**指定**する指示語」「**様子**を指す指示語」という種類が存在し、**指し示す対象によって使い分けます。**品詞としては、代名詞、連体詞、副詞、形容動詞の四種類があります（**下の表**を参照）。

	こ 近称	**そ** 中称	**あ** 遠称	**ど** 不定称
物（代名詞）	これ	それ	あれ	どれ
場所（代名詞）	ここ	そこ	あそこ	どこ
方向（代名詞）	こちら こっち	そちら そっち	あちら あっち	どちら どっち
指定（連体詞）	この	その	あの	どの
様子（副詞）（形容動詞）	こう こんな	そう そんな	ああ あんな	どう どんな

「それ取って」
「どれ？」
といったように、
ふだん無意識に
使っているんじゃ
ないかな？

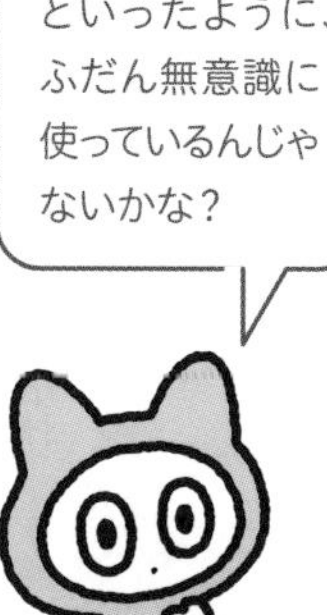

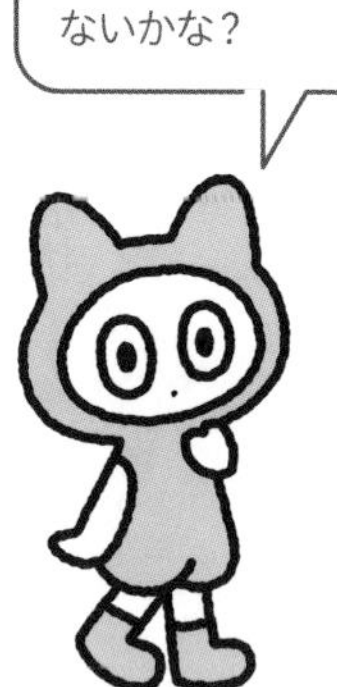

指示語は、**すでに述べられている事物を指し示す**場合に用いられます。前後の文脈から、指示語が何を指しているか理解できるようになりましょう。文章が長くなれば指示語が多くなりますが、それらが何を指しているのかわかれば、文章を正しく読み解くことができます。

それでは左の例文で練習してみましょう。

【例文】

職業としての技術を習得することは容易ではない。教科書を読んで技術の実施方法を理解できたとしても、それがうまく身体と連絡するようになるまでには練習が必要不可欠である。

（出典／宮脇美保子編著、看護技術の患者への適用〈新体系看護学全書 別巻〉、メヂカルフレンド社、2008、4頁（宮脇美保子））

この例文に登場する「**それ**」という指示語は、どの部分を指しているのでしょうか?

指示語が指す言葉は、必ず指示語より前に登場します。また、「それ」はものに対して使う指示語です。

これらを踏まえて文章を見直すと、**指示語が指す言葉は少し前に出てきた「技術」**であることがわかります。指示語の法則を理解して、その指示語が指すものを探し、文章を正しく理解しましょう。

練習問題

問1、2の文章を読み、波線部がどの言葉を指しているか書き出しなさい。

問1

倫理指針・ガイドラインと似た名前のものに、倫理綱領（コード code of ethics）がある。これは専門職能団体や企業が、自分たちの社会的使命や根本的な価値観、職務遂行上の行動規範を定めて、構成員に訓示するとともに社会に公開して誓約するものだ。

（出典／服部健司、伊東隆雄編著、医療倫理学のABC、第4版、メヂカルフレンド社、2018、22頁（服部健司））

〔　　　　〕

問2

Aさんは妻と子ども2人とで暮らす52歳の会社員で、一家の大黒柱である。仕事が忙しく、夕食は外食や接待が多く、半年前に体重が100kgを超えた。先日の会社の検診で「糖尿病」が指摘され、会社のメディカルセンターでカウンセリングを受けた。その結果、5日間入院して、生活指導などの教育を受けることとなった。

〔　　　　〕

答えは別冊p.9

CHAPTER 3

文法

文章のルール

文章を書くことは好き？ なぜ文章について学ぶのか？

皆さんは日頃、ブログを書いたり、メールを送ったりと、パソコンやスマートフォンを使って文章を書く機会が多いかもしれませんね。友人や知人へ向けた、いわばプライベートな文章では、自分の思ったこと・感じたことをルールに縛られず、自由に表現していると思います。

それでは、学校での課題レポートや作文、入学試験の小論文などを書いたときはどうでしたか？「すらすら書けて良い評価をもらえた」「なかなか書けなかった」「どんなふうに書こうか考えに考えた」など、いろいろな経験があることでしょう。

看護学生には、課題レポートや実習記録など、ふだんから文章を書く機会がたくさんあります。また、**教科書に書かれていることや学内試験問題、さらには看護師国家試験の問題文を正確にとらえる読解力も求められます。**

自分が文章を書くときは、読み手にきちんと伝わるようにする。書かれた文章を読むときは、書き手の意図を正確に読み取る。そのために、文章のルールの基本を学ぶことは重要です。

以下に、文章のルールについて、間違いやすいポイントをまとめました。文章を書くときには、こうした誤りがないか確認することを常に心がけましょう。

1 主語と述語のねじれ

文章が長くなると、主語と述語が正しくリンクしない現象が起こりやすくなります。こうした文章は「ねじれ文」「文のねじれ」などとよばれます。文章を書くときは「主語が何か」を意識することが重要です。

2 内容の重複

たとえば「頭痛が痛い」「馬から落馬する」などといったものです。正しい日本語は「頭が痛い／頭痛がする」「馬から落ちる／落馬する」となります。これらは極端な例ですが、気づきにくいものもあるので注意しましょう。たとえば「炎天下のなか、テニスをした」は内容の重複があります。「炎天下」は、「焼けるような強い日差しの下」という意味ですから、正しい日本語は「炎天下、テニスをした」となります。

3 時制が整っていない

書かれている内容の時間的な前後関係や時間の経過を意識して、過去・現在・未来形を正しく使い分けましょう。時制をきちんと整えると全体の流れが明確になります。

4 ら抜き言葉・い抜き言葉

これは「食べ（ら）れる」「食べて（い）る」などの表現です。こうした言葉は、仲間内の会話での使用は問題ありませんが、文章では使用せず、正しい日本語を使用しましょう。

5 言葉の意味や使い方を間違えている

「役不足（その人の能力に対して役割が軽すぎるという意味）」と「力不足（その人の能力が不足している）」など、似ている言葉で意味の異なるものは間違えて使われることがあります。意味の理解に自信のもてない言葉は辞書で調べて確認する、という習慣を身につけましょう。

6 副詞の呼応のルールが守られていない

「もし～なら」「決して～ない」「たぶん～だろう」「まるで～ようだ」のような副詞の呼応のルールを守るよう注意しましょう。

7 誤字・脱字

文章を書き終えたら必ず見直しをしましょう。単純な誤字・脱字がないか確認しながら自分の書いた文章を客観的に読むことを習慣化すると、文章力は格段に上がります。基本的なことですが、とても有効なので実践しましょう。

練習問題

問1～6の波線部を正しい表現に直しなさい。

問1 私は昨日、二十歳になるばかりだ。
〔　　　〕

問2 もし来月の予定がわかったので教えてください。
〔　　　〕

問3 『看護覚え書』は、ナイチンゲールによって書いた。
〔　　　〕

問4 締め切りまで時間がないが、これから夜を徹して作業すれば間に合った。
〔　　　〕

問5 この公園を訪れると幼いころが思い出す。
〔　　　〕

問6 私が高校時代に最も熱心に取り組んでいることは、吹奏楽部での活動です。
〔　　　〕

答えは別冊p.9

まとめテスト 1

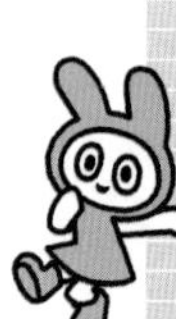

問1〜10について、空欄に入る接続詞として適切なものを、ア〜カの中から選びなさい（2回使用するものもあります）。

ア　しかし	イ　なぜなら	ウ　また
エ　だから	オ　そのうえ	カ　または

問1　一生懸命、勉強した。〔　　〕成績が上がった。〔　　〕

問2　今日は電車が混んでいた。〔　　〕、途中で席が空いたので座ることができた。〔　　〕

問3　休憩時間になったのでご飯を食べようとした。〔　　〕、休憩室に向かった。〔　　〕

問4　急に仕事を休むことになった。〔　　〕、身内に不幸があったからだ。〔　　〕

問5　看護師は勤務時間が一定ではない。〔　　〕休憩がとれないこともあるので、ハードな仕事といえる。〔　　〕

問6　夜勤明けなので真っすぐ家に帰ろうとした。〔　　〕、電車が運行を中止していた。〔　　〕

問7　入院患者が退院した。〔　　〕、病室が一つ空いた。〔　　〕

問8　総合病院、〔　　〕大学病院などの大きな病院に移りたい。〔　　〕

問9　明日、一人で試験を受けることになった。〔　　〕、インフルエンザで試験当日に休んだからだ。〔　　〕

問10　今日は待ち合わせに遅刻してしまった。〔　　〕、財布まで家に忘れてきてしまった。〔　　〕

問11～15についてかっこ内の連体詞のうち最も適切なものを選びなさい。

問11 〔たいした／この／いかなる〕文章は、間違っている。 〔　　〕

問12 患者さんにお見せする指導パンフレットは、〔いろんな／とんだ／大きな〕色を使ったものにした。 〔　　〕

問13 地球に生息する〔大きな／この／あらゆる〕生命体について明らかにしたい。 〔　　〕

問14 感冒とは、〔いわゆる／あらゆる／小さな〕かぜ症候群のことである。 〔　　〕

問15 人はすべて、〔たいした／この／いかなる〕差別もしてはならない。 〔　　〕

問16～20の波線部を正しい表現に直しなさい。

問16 あとで後悔しないように、今できることを精一杯しておこう。 〔　　〕

問17 一人暮らしを始めたら、毎朝自分で起きれるか心配である。 〔　　〕

問18 栄養バランスには気をつけるようにしてる。 〔　　〕

問19 先生はこれからの学校生活について話を話してくださいました。 〔　　〕

問20 舞台装置が、まるで本物の風景かもしれない。 〔　　〕

答えは別冊p.9

まとめテスト 2

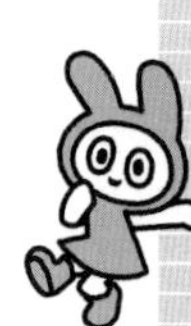

1 次の文章を読んで、後の問いに答えなさい。

看護技術は、看護という目的を達成するために意識的に用いられる道具であり、aそれをどのように用いるかを判断するのは看護師自身である。目的を達成するための道具という意味では、「物」に対する技術も「人」に対する技術も同じである。〔①　　　〕、「人」に対して働きかける技術は、相互に作用しているという点において、「物」に対する一方通行の技術とは異なっている。自明の理ではあるが、患者は「物」ではなく「人」である。〔②　　　〕、患者を自分と切り離された対象（object）、〔③　　　〕客体としてとらえることは適切ではない。看護は、「人」に対して働きかける技術であり、そこでは、看護師が患者を観察するのと同様に、患者も看護師を観察しているし、看護師が触れる手は同時に患者にとっては触れられる手である。〔④　　　〕看護技術は、看護師と患者との相互作用のなかで行われるものであり、そこには、それぞれの価値観や人間性が大きく影響する。

（出典／宮脇美保子編著、看護技術の患者への適用〈新体系看護学全書 別巻〉、メヂカルフレンド社、2008、2頁（宮脇美保子））

問1 波線部a「それ」が指す内容を本文から抜き出しなさい。

〔　　　　　　　　〕

問2 文章中の空欄①～③に入る最も適切な接続詞をア～オから選びなさい。

ア　すなわち	イ　または
ウ　したがって	エ　そして
オ　しかし	

①〔　　〕
②〔　　〕
③〔　　〕

問3 文章中の空欄④に入る、最も適切な接続詞を選びなさい。

ア　このように
イ　しかしながら
ウ　または

〔　　　〕

2 次の文章を読んで、後の問いに答えなさい。

ナイチンゲールは、『看護覚え書』の補章「看護婦とは何か」のなかで、「この世の中に看護ほど無味乾燥どころか[a]その正反対のもの、〔①　〕自分自身は決して感じたことのない他人の感情のただ中へ自己を投入する能力をこれほど必要とする仕事はほかに存在しない」と述べている。〔②　〕、その能力が自分にないのであれば、看護から身を退いたほうがよいとさえ言っている。ナイチンゲールのこの言葉は、時代を超えて現在でも通じるものである。人は、他者に対する関心から感情が生まれ、感情が動くことによって自分の考えや思いをからだをとおして行為化するのである。

〔③　〕、現実に自分とは異なる経験をもち、異なる世界を生きている他者を理解することは容易なことではない。看護師には、家族でも友人でもない何のかかわりもない他人と出会い、その人に関心を寄せ看護することが期待されている。〔④　〕、看護することを職業とする者としての責任と日々の努力が求められるのである。

（出典／宮脇美保子編著、看護技術の患者への適用〈新体系看護学全書 別巻〉、メヂカルフレンド社、2008、3頁（宮脇美保子）より一部改変。）

問4 文章中の空欄①～④に入る最も適切な接続詞をア～キから選びなさい。

ア　なぜなら	イ　または	
ウ　だからこそ	エ　そして	
オ　あるいは	カ　しかしながら	
キ　すなわち		

①〔　　〕
②〔　　〕
③〔　　〕
④〔　　〕

問5 波線部a「その正反対のもの」が指す内容を本文から抜き出しなさい。

〔　　　　〕

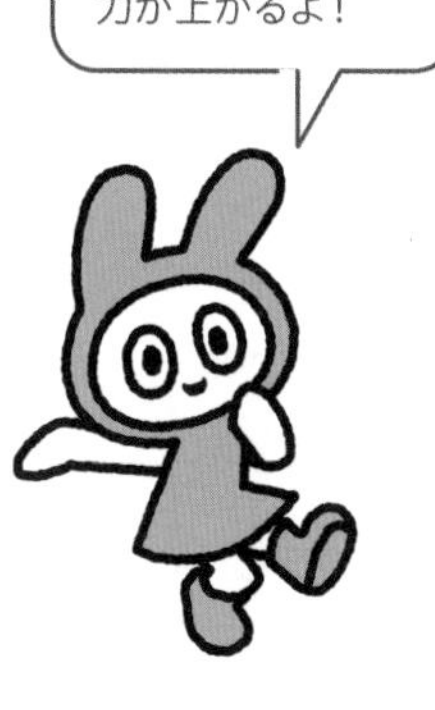

指示語が何を指しているか、これが理解できれば読解力が上がるよ！

答えは別冊p.10

まとめテスト 3

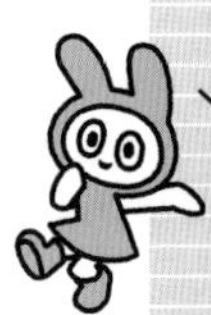

次の文章を読んで、後の問いに答えなさい。

近年の科学技術の進歩は、生命科学・医学の分野において、生命倫理とかかわる重大な問題を提起するようになってきている。❶そのように問題とされるものの一つであるヒトES細胞を利用した再生医療は、有効な治療法がない難病の患者に対する治療法として、大きな期待が寄せられている。❷その一方でヒトES細胞は、ヒト受精胚(はい)と同様に「人の生命の萌芽(ほうが)」と位置づけられ、倫理的な面から社会的議論と同意が求められるが、いまだ定まった見解には至っていない。また、ヒトES細胞の作成は、人クローン個体の生産につながるおそれがあり、慎重な取り扱いが求められている。

このため、2000（平成12）年に制定された「ヒトに関するクローン技術等の規制に関する法律」によって、ヒトES細胞等の胎内への移植が禁止されている。しかしその後、総合科学技術会議において、2004（平成16）年に「ヒト胚の取扱いに関する基本的考え方」が取りまとめられ、ヒトES細胞の研究目的の作成・利用については、他に治療法の存在しない難病等のための再生医療の研究目的に限って認め、法律に基づく指針の改正等により必要な枠組みを整備すべきとの方向性が示された。

そのほかにも、遺伝子診断、出生前診断と子どもの産み分けの問題、不妊治療・代理母出産に関して親権をどのように設定するかの問題、安楽死・尊厳死の問題、脳死判定と臓器移植の問題など、非常に難問ではあるが、実際にその治療を必要としている、脳死判定の判断を迫られるといった患者が今現在いるという点から、早急に何らかの結論ないし指針を導き出さなければならない、という問題でもある。

テクノクラート（technocrat）という言葉がある。高度な科学技術の専門知識と政策能力をもち、なおかつ、国家の政策決定に関与できる上級職の技術官僚のことである。これまで主に公共事業や経済政策の決定などで、❸これらが参与するとき、人間や社会の様々な問題を専門技術的に判断し、逆に技術的対応になじまないものは無視され、効率などが優先される、情報公開や市民参加のないままに政策形成や意思決定がなされる傾向をもつことなどが、批判の対象となってきた。医療技術に伴う生命倫理にかかわる問題でも、専門家からなる委員会・会議等が出す結論に基づいて政治的な判断がなされることになるが、社会・一般市民の側がそのようにして出された判断をどのように受け止めるのかも重要になってくる。

これらの問題は、人間一人ひとりの命をどのようにとらえるのかという価値・規範を含む問題である。したがって専門家任せにするのではなく、社会問題として一般市民が情報を共有し、できるだけ多くの立場からの意見が生かされる形で合意が形成され、そのような合意に基づいた法律等の制度が制定され、またそのような制度に則(のっと)って研究や治療が実施されるような社会の意思決定システムを確立する必要がある。これは、価値観や生命観についての議論であり、科学技術の理解増進に関する問題であると同時に、どのような社会制度を策定すべきか、という問題でもある。

専門職の技術者が、❹このような社会的意思決定プロセスにかかわる際も、一般市民と同じ視点をもっていなくてはならない。そして、このような診療や研究を審査し、許可を与える機関が一部の行政組織や企業の影響を強く受けて偏ったりしないよう、専門管理機関の独立性と透明性との確保がなされているかを監視し、さらに、これらの審議を専門家だけでなく、他分野の有識者等の一般市民も参加する会議によって行う必要がある。これにより、会議の結論に対する社会の信頼と支持を得られることになると考えられる。そしてそのような信頼と支持がなければ、社会制度はうまく立ちゆかなくなるであろう。

（出典／米林喜男、渋谷優子編著、社会学〈新体系看護学全書 基礎科目〉、メヂカルフレンド社、2007、102〜103頁（小藪明生）.）

問1　傍線部❶の「そのように問題とされる」とはどのような意味か。本文中から9字で答えなさい。

近年の科学技術の進歩が［　　　　　　　　　］

問2　傍線部❷の「その一方で」でつながれている、ヒトES細胞に関する2つの方向性について、前者1つと後者2つをそれぞれ20字以内で答えなさい。

【前者】［　　　　　　　　　　］こと

【後者】その一方で［　　　　　　　　　　］こと

［　　　　　　　　　　］こと

問3　傍線部❸の「これら」は何を指すか。本文中から7字で抜き出しなさい。また、それを別の言葉で表した部分を8字で答えなさい。

［　　　　　　　］

［　　　　　　　　］

問4　傍線部❹はどのような意味か。本文中から最初の5字と最後の5字を答えなさい。

【最初】［　　　　　］

【最後】［　　　　　］ような社会的意思決定プロセス

答えは別冊p.10

CHAPTER 4 文脈読解

情報を整理してみよう

文章を整理して必要な情報だけを得る

読解の基本は、文脈を正確に把握することです。出発地点から目的地までの道筋を正しくたどることが重要であるのと同じように、文章も適切にたどることができなければ、正しい目的地に到達することはできません。

文章を読むのが苦手な人は、問題文が長いと、その内容が頭に入ってこないことが多いと思います。そういうときは、左のポイントを参考にして問題を解くとよいでしょう

- 文章から得た情報を抜き出す
- 文章そのものを書き換えて読みやすくする
- 表現などを変えて文章をシンプルにする
- 文章を箇条書きにする
- 問題文を読み、関連がありそうなキーワードやその前後の文章に注目する

たとえば問題文に敬語が使われている場合は、それらを体言止めなどに変え、簡潔な文に書き換えましょう。また、必要な情報が含まれた文節を書き出して箇条書きにするのもおすすめです。問題の内容によっては、関連がありそうなキーワードを抽出するのも効果的です。

例文を見ていきましょう。

> 先日の緊急搬送された患者Aさんは脳出血であることがわかった。医師はAさん本人に検査結果と病名を告げて治療方針の話し合いを進めようと思っていた。しかし、Aさんは今も意識不明である。そのため、代わりに妻が、社会人の長男の2人で話し合いを進めたいと希望した。
> Aさんの妻と長男にAさんの父と兄を加えた4人が、医師の説明を受けた。
> 現在Aさんは、説明に参加した者以外に子ども3人、母、妹と同居しているという。

問題文が「患者さんの病名を把握している者と把握していない者を答えなさい」だったとき、次のように整理してみましょう。

- Aさんは、脳出血により意識不明
- 4人（妻、長男、父、兄）が説明を受ける
- Aさんには、この4人以外に同居する家族がいる

これを踏まえて、次のような解答となります。

- 病名を知っている者：Aさんの妻、長男、父、兄―合計4人
- 病名を知らない者　：Aさん自身、Aさんの長男を除く子ども3人、Aさんの母、妹―合計6人

練習問題

1 次の文章を読んで、後の問いに答えなさい。

今日の情報：「尿失禁がみられる患者さんにトイレでの排尿を確立する看護を計画し、チームで取り組んでいる。今朝8時からのMRI検査に向かう前に、尿意を確認し、すでに尿失禁がみられたためにおむつを交換した。9時頃に検査から戻り、デイルームでテレビを見ていた患者さんに看護師がトイレでの排泄を促したが、尿意も失禁もなかった。12時、昼食時の手ふきを渡す前にトイレへ誘導すると排尿があり、失禁はみられなかった。16時頃、リハビリから戻った患者さんに尿意を確認すると、トイレで排尿がみられ、失禁はなかった。18時、面会の家族が帰るところをエレベーター前まで患者さんとともに見送り、トイレで排尿を促すが、排泄も失禁もみられなかった。消灯の21時、寝る前にトイレでの排泄を促すが、すでに失禁していたため、おむつを交換した。」

問1 患者さんのトイレ誘導を明日も行うと仮定し、誘導にふさわしい間隔は今日の情報から何時間と考えられるか答えなさい。

間隔は〔　　　〕時間

2 次の文章を読んで、後の問いに答えなさい。

受持ち患者さんは、昨日800 mLの飲水(いんすい)をした。排尿量は1500 mL／日で、排便はなかった。微熱があったために*1不感蒸泄(ふかんじょうせつ)は900 mL／日、*2代謝水は250 mL／日と推定した。抗菌薬100 mLの点滴静注を午前と午後に1回ずつ行っており、食事中に含まれる水分量は1000 mLである。

*1 呼気や皮膚表面から気づかずに排泄する水分のことをいい、尿や汗は含まない

*2 代謝によって生成される水分のこと

問2 受持ち患者さんの昨日の*3水分出納(すいとう)について、水分の摂取量と排泄量それぞれの総量を求めなさい。

*3 水分の摂取と排泄のこと

摂取量〔　　　〕mL、排泄量〔　　　〕mL

問3 水分出納バランスはどちらに傾いているか、○をつけなさい（摂取量が多い＝プラス、排泄量が多い＝マイナス）。

水分出納バランスは〔プラス・マイナス〕に傾いている

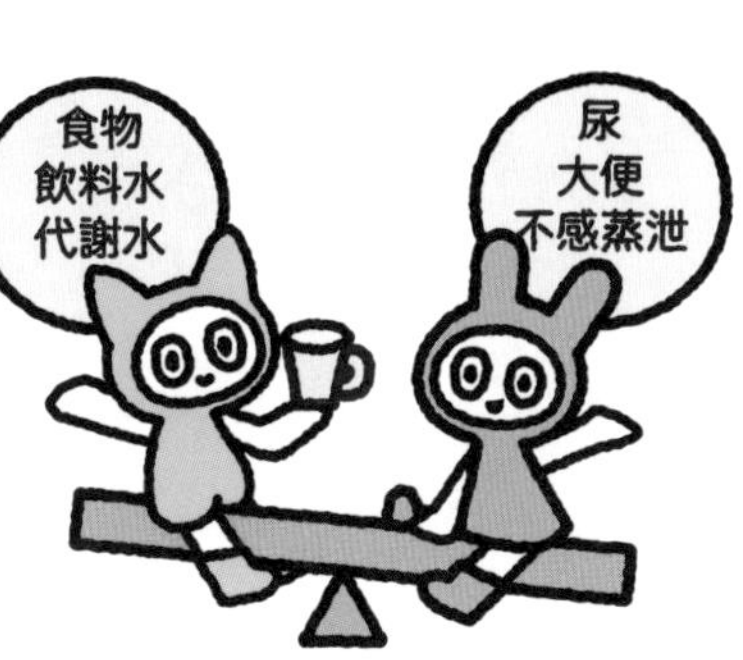

答えは別冊p.10

図を描いてみよう

図表を作成するとより理解しやすくなる

文章を読んで解答する問題のなかには、文章から得られた情報をもとに、表やグラフなどを作成したほうが理解しやすくなるものもあります。左の例文はその典型です。

今年の夏も酷暑が続いた。最高気温が❶25℃以上の日を夏日、❷30℃以上の日を真夏日、❸35℃以上の日を猛暑日というらしい。また熱帯夜とは、夕方から翌朝までの最低気温が25℃以上の夜をさすという。

ある町の8月の最高気温の一覧を見ると、25℃未満の日は1日もなかった。前半1日から15日までの最高気温は、25℃と37℃がそれぞれ1日、32℃が5日、30℃が4日、27℃と29℃度がそれぞれ2日ずつあった。

後半31日までの最高気温は、28℃と29℃と36℃がそれぞれ1日ずつ、30℃が3日、33℃が4日、35℃が2日、残りはすべて37℃であった。

1か月をとおして日中の気温が29℃を超えた日は、すべて熱帯夜となった。

まずは左の表のように情報を整理してみましょう。

	温度(℃)	前半(1日〜15日)	後半(16日〜31日)
夏日	25	1	
	26		
	27	2	
	28		1
	29	2	1
真夏日	30	4	3
	31		
	32	5	
	33		4
	34		
猛暑日	35		2
	36		1
	37	1	Ⓧ
熱帯夜		12	Ⓨ

このように整理すると、文章には示されていないⓍⓎの数字を、簡単な計算で求められることがわかります。

Ⓧ＝4（後半の日数（16日）から気温がわかっている日数（12日）を引くと4日間となる）

Ⓨ＝15（後半の日数（16日）から後半の29℃未満の日数（1日）を引く）

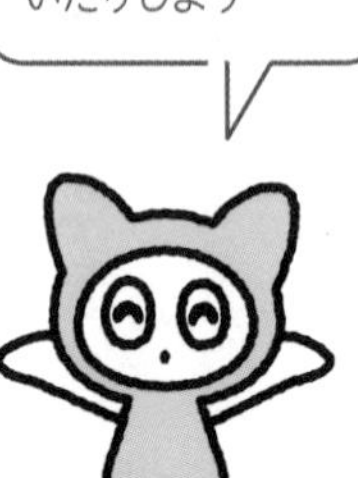

例文のように、わかりやすく色ペンを使ったり線を引いたりしよう

練習問題

1 次の文章を読んで、後の問いに答えなさい。

私は2週間の沖縄旅行中だが、目まぐるしい天候の変化に驚いている。

到着日と翌日は晴れていて、真っ青な空と海に感動した。しかし次の日はどんよりとした曇り空で残念だと思っていたら、続く3日間は雨が降り、1週目の最終日と翌日は嵐になった。台風一過で、嵐の翌日からは4日間続けて晴れ、少し寒かったが海で泳ぐこともできた。名物料理も堪能し、沖縄を満喫した。そして今日は曇っている。明日はまた雨が降るそうだ。

問1

①旅行中、晴れの日は何日あったか答えなさい。〔　　〕

②旅行7日目の天候を答えなさい。〔　　〕

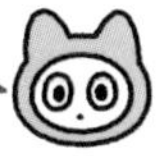

下表に記入して整理してみよう

1日目	晴れ
2日目	
3日目	
4日目	
5日目	
6日目	
7日目	
8日目	
9日目	
10日目	
11日目	
12日目	
13日目	
14日目	

2 次の文章を読んで、後の問いに答えなさい。

今朝起きると、ふだん通学時に利用している電車が事故で大幅に遅延していた。そこで急遽、違う路線で登校することにした。いつもならば家を7時20分に出て、最寄りのA駅から電車に乗り、8時15分には学校に到着する。今日は、徒歩28分のB駅まで歩かなくてはならず憂鬱ではあったが、1限は9時から始まるため、迷っている暇はなかった。7時32分の電車に乗ることにして、26分間乗車し下車後、乗り換えのため5分歩き、C駅から別の電車に乗り換え、32分間は混雑した電車に乗ったままとなる。到着したD駅から学校まではバスで15分かかる。

問2

①今日、B駅発の電車に間に合うためには、何時何分に家を出ればよいか答えなさい。〔　　〕

②今日は何時何分に学校に到着できるか答えなさい（※文中に書かれていない歩行時間は、計算に含まない）。〔　　〕

③ふだんの通学時間との差を求めなさい。〔　　〕

【ふだん】
7時20分：家
↓ 徒歩
A駅
↓ 電車など
8時15分：学校
（合計 Ⓧ分）

【今日】
［①］：家
↓ 徒歩28分
7時32分：B駅
↓ 電車26分
乗り換え5分
○時○分：C駅
↓ 電車32分
○時○分：D駅
↓ バス15分
［②］：学校
（合計 Ⓨ分）

9時00分：1限

Ⓨ分－Ⓧ分＝［③］

答えは別冊p.11

まとめテスト 1

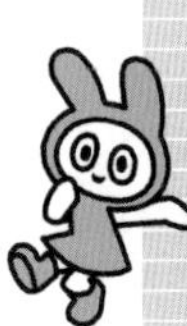

1 次の文章を読んで、後の問いに答えなさい。

特別養護老人ホームの入所者Aさん（80歳）には、兄弟姉妹が4人いる。77歳女性、83歳男性、85歳男性、88歳女性である。

兄弟姉妹のうち、姉は同じく特別養護老人ホームに入所しているが、妹および年下のほうの兄はそれぞれの自宅からデイサービスに通所している。年上のほうの兄は自宅で訪問看護を利用している。

姉妹にはそれぞれ息子と娘が1人ずつおり、妹は息子夫婦と同居生活をしている。デイサービスに通所している兄は息子が3人いたが、そのうちの1人はすでに胃がんで他界している。在宅療養している兄は婚姻歴がなく、子どもはいない。

問1 Aさんの兄弟姉妹4人のうち、以下の①～⑤に該当する人物の年齢を答えなさい。複数人いる場合は、年齢の低い順にすべて答えること。

① デイサービスに通所している　〔　　　　〕

② 特別養護老人ホームに入所している　〔　　　　〕

③ 息子夫婦と同居している　〔　　　　〕

④ 息子を胃がんで亡くしている　〔　　　　〕

⑤ 婚姻歴がない　〔　　　　〕

問2 Aさんの*甥（おい）や姪（めい）のうち、存命中の人数は合わせて何人か答えなさい。

〔　　　　〕人

＊ 兄弟姉妹の息子を甥、兄弟姉妹の娘を姪という。

2 次の文章を読んで、後の問いに答えなさい。

小児病棟の7号室には4人の小児が入院している。Aちゃん（男児）、Bちゃん（女児）、Cちゃん（女児）、Dちゃん（男児）の4人である。AちゃんとCちゃんは共に6歳、Bちゃんは7歳、Dちゃんは5歳である。

本日、Aちゃんは腹部エコー検査と採血を、Bちゃんは腹部エコー検査を、Cちゃんは採血と胸部X線検査を、Dちゃんは胸部X線検査を、それぞれ行う。

入院時の測定値はそれぞれ以下のとおりである。Aちゃんは身長121・3㎝、体重24・2㎏、体温36・7℃、呼吸数22回／分、脈拍82回／分である。Bちゃんは身長122・4㎝、体重25・1㎏、体温36・4℃、呼吸数25回／分、脈拍87回／分である。Cちゃんは身長1

21・5㎝、体重24・4㎏　体温37・1℃、呼吸数20回／分、脈拍80回／分である。Dちゃんは身長120・8㎝、体重24・8㎏　体温36・6℃、呼吸数24回／分、脈拍85回／分である。

問3

4人の小児のうち、以下の①～⑦に該当する人数を答えなさい。

①入院時の体温が37・0℃以上である　〔　　〕人
②入院時の呼吸数が25回／分未満である　〔　　〕人
③入院時の脈拍数が85回／分未満である　〔　　〕人
④入院時の身長が121・0㎝以上である　〔　　〕人
⑤本日、腹部エコー検査を行う　〔　　〕人
⑥本日、胸部X線検査を行う　〔　　〕人
⑦本日、採血を行う　〔　　〕人

問4

4人の小児のうち、以下の①～⑥に該当する小児の年齢を答えなさい。複数人いる場合はABCD順にすべて答えること。

①入院時の呼吸数が22回／分である　〔　　〕
②入院時の脈拍数が80回／分である　〔　　〕
③入院時の体重が24・5㎏以上である　〔　　〕
④本日、腹部エコー検査を行う　〔　　〕
⑤本日、胸部X線検査を行う　〔　　〕
⑥本日、採血を行う　〔　　〕

答えは別冊p.11

まとめテスト 2

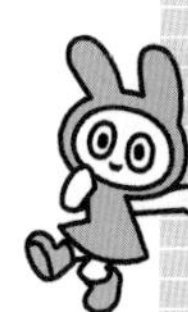

1 次の文章を読んで、後の問いに答えなさい。

私の母は4人きょうだいの末っ子で、兄が2人と姉が1人いる。姉が最も年長で現在64歳、その3つ下に長男、長男の4つ下に次男がおり、次女である母と長女は9歳の差がある。年長の伯父（母の年長のほうの兄）と私の兄は干支が同じで、兄は20歳代である。私と兄は6つ違いの2人兄弟である。

伯母と年長の伯父にはそれぞれ子どもがいて、伯母の子は＊1一姫二太郎で上の子は38歳、年長の伯父には＊2一粒種の子がいる。次男のほうの伯父は妻帯しておらず、子どももない。

その伯父が最近ロンドンに転勤になった。夏休みには母方のいとこが全員そろって遊びに行く予定である。

＊1　1人目の子どもは女、2人目は男の子どもが育てやすいという意味の言い伝え。

＊2　大切なひとりっ子という意味。

問1 伯父2人の年齢を答えなさい。

① 長男の伯父　〔　　　〕歳

② 次男の伯父　〔　　　〕歳

問2 兄と私の年齢を答えなさい。

① 兄　〔　　　〕歳

② 私　〔　　　〕歳

問3 伯母の38歳の子どもの性別を答えなさい。

〔 男性 ・ 女性 〕

問4 夏休みにロンドンに行くのは何人か。

〔　　　〕人

2 次の文章を読んで、後の問いに答えなさい。

私の祖父は、終戦の年である1945（昭和20）年5月に東京で生まれ、5年前に＊1鬼籍に入った。祖父の父、つまり私の曾祖父は、戦争で亡くなったそうだ。曾祖母は32歳で祖父を産み、戦後の混迷と繁栄の時代に、看護師をしながら祖父以外にも一男二女（兄・姉）を独りで育てた＊2烈女であったという。私はその曾祖母の名前を受け継いだためか、性格もよく似ていると祖父に言われていた。

今日は、件の曾祖母の三回忌である。とても長命な人であったために、祖父をはじめ懸命に育てた子ども全員を看取ってしまった。末っ子である祖父のお葬式で、「長生きした私も悪いんだろうけど、親不孝ぞろいだよ」と寂しそうに笑っていたことを思い出した。

私は墓前（ぼぜん）で手を合わせながら、曾祖母の命が自分に受け継がれていることを強く意識し、〝私も絶対に曾祖母と同じ歳まで生きるんだ〟と誓った。

＊1　亡くなること。このとき「入る」を「はいる」とは読まない。
＊2　信念を貫く苛烈な（激しい）女性のこと。

問5　文章が記されたのが2024年であるとしたとき、祖父と曾祖母はそれぞれ何歳まで生きたのか、答えなさい。

①　祖父〔　　　　〕歳

②　曾祖母〔　　　　〕歳

問6　曾祖母は家族を何人看取ったか。また、続柄を答えなさい。

①〔　　　　〕人

②　続柄〔　　　　〕

3　次の文章を読んで、後の問いに答えなさい。

A町1番地には、260人の町民が暮らしている。町の大手スーパーマーケットの店長は、過去3年間の町民の消費傾向を調べた。

そのデータによると、気温が5℃以下の日の夕飯では1世帯当たり長ネギ2本、白菜を1玉、春菊2束、豆腐1丁、切り身魚2切を消費していた。

問7　町民260人のうち、180人は4人家族、20人が2人住まい、残りは5人家族である。それぞれの世帯数と総世帯数を求めよ。

①　5人家族〔　　　　〕世帯

②　4人家族〔　　　　〕世帯

③　2人家族〔　　　　〕世帯

④　全世帯数〔　　　　〕世帯

問8　昨冬は、気温が5℃以下の日が42日間あった。長ネギ、白菜の消費量を求めよ。

①　長ネギ〔　　　　〕本

②　白菜〔　　　　〕玉

答えは別冊p.12

まとめテスト3

何問できたかな？

1 次の文章を読んで、後の問いに答えなさい。

先週の月曜日はあいにくの雨であったが、火曜日は晴天だった。とはいうものの、水曜の早朝には雨が降り始め、翌々日の正午まで続いた。その日の午後からは晴れが続き、今週の月曜までに雨は降らなかったが、日曜日は行楽にはあいにくの「くもり空」だった。

問1 先週の月曜日から日曜日までの天気について、雨と晴れの曜日を答えなさい。

① 雨の日 〔　　　〕

② 晴れの日 〔　　　〕

月	火	水	木

金	土	日

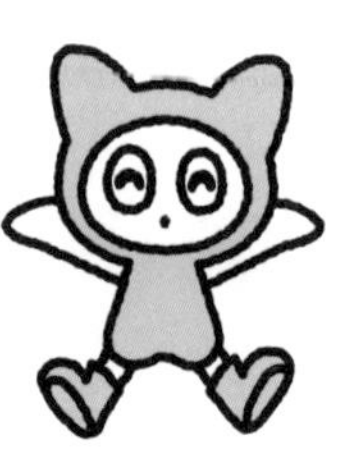

2 次の文章を読んで、後の問いに答えなさい。

放課後に行う事前学習グループワークの日程を調整した。Aさんは、月曜日から水曜日の3日間と土曜日が参加可能である。BさんおよびCさんは月曜日と木曜日と土日はアルバイトがあるという。Dさんは連日参加可能である。Eさんは、火曜日と木曜日と土曜日以外は参加できる。

問2 月曜日から日曜日までのうち、5人全員が参加できる曜日を答えなさい。

〔　　　〕曜日

問3 月曜日から日曜日までのうち、4人以上が参加できる日数を答えなさい。

〔　　　〕日

月	火	水	木

金	土	日

この問題も上と同じように、表を書いて埋めてみよう

3 次の文章を読んで、後の問いに答えなさい。

感染予防のため、X映画館では座席の前後左右を1席ずつ空け、3密を避ける対策を講じていた。

私が予約したスクリーンは、縦は「A」～「I」列、横は「あ」～「け」番の座席がある。スクリーンに向かって最前列の左端が「A列―あ番」となっており、それを基準に着席可能な席を決めている。

問4 この映画館の、通常時の座席数、感染予防対策下の現在の使用している座席数（できるだけ多人数を収容する）を答えなさい。

①通常時の座席数　〔　　　　〕席

②感染予防対策下の使用座席数〔　　　　〕席

問5 現在29席に人が座っている。1席が1500円とすると、通常の座席数で営業した満席時と比較し、どれだけ映画館の収入が減少しているか答えなさい。

〔　　　　〕円

問6 「私」の座席は、前と右から6何番目の席である。座席番号を答えなさい。

〔　　　　〕番

問7 友人に「ど真ん中の席が空いていたら予約してほしい」と頼まれた。その座席番号および着席可能な席かどうかを答えなさい。

①〔　　　　〕番

②〔　　　　〕

A列－あ番のように、着席できる席をマークしてみよう！　こうすると、解きやすくなるよ

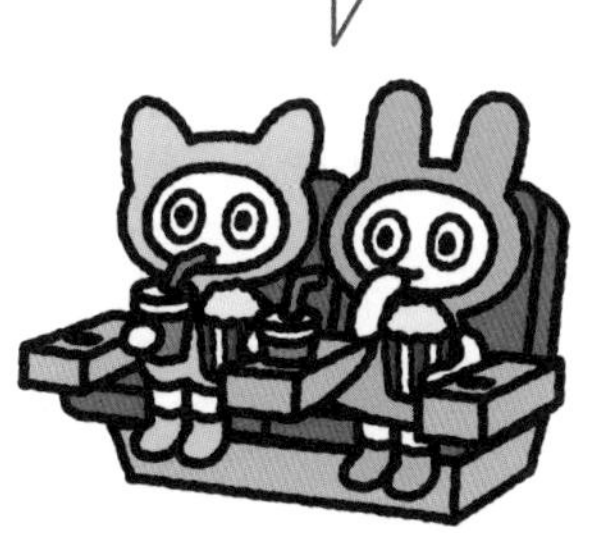

スクリーン

縦＼横		1 あ	2 い	3 う	4 え	5 お	6 か	7 き	8 く	9 け
1	A	✓								
2	B									
3	C									
4	D									
5	E									
6	F									
7	G									
8	H									
9	I									

答えは別冊p.12

長文を読み解く

長文読解のポイントをおさえておく

看護師国家試験には、必ず、しかもかなりの割合の状況設定問題が出題されます。これは、文章による表現で患者さんの状況を提示するものです。この問題を解くためには、**長文読解のポイント**をおさえておく必要があります。

長文読解のポイント

- 話題を把握する
- 何度も登場する語に注目し、キーワードをつかむ
- 一段落ごとに内容をしっかり理解する
- 同じ内容が言い換えられている部分や、それと比べられている部分を読みとる
- 指示語や接続語に注意して、前後のつながりを読みとる

こうした点に注意しながら読み進めましょう。文章の内容を理解しながら読む練習をしていくうちに力がつき、読むスピードも上がってくるはずです。

最初のうちは、下の例のように①**話題を四角で囲んだり**、②**キーワードに波線を引いたり**、③**重要な部分に――線を引いたりする**のがおススメです。どんな文章でも、これで読みやすくなります。

わが国にインフォームドコンセントの概念が輸入されたのは1980年代であるが、普及するようになったのは、1990年代以降である。

1990（平成2）年に日本医師会は『「説明と同意」についての報告』（日本医師会生命倫理懇談会編）において、インフォームドコンセントを「説明と同意」と訳したが、これが誤解を招くことになった。なぜなら「説明と同意」では、その主語は医師となり「患者に説明して同意をとる」という意味になる。そのため患者の自己決定を尊重するというインフォームドコンセントの概念とはかけ離れた理解が広まった。

そのためインフォームドコンセントの概念が輸入された当初は、医師から患者への一方通行の情報提供となり、情報の共有、意思決定の支援といったコミュニケーション・プロセスとして機能しているとはいえない状況があった。

〈出典／宮脇美保子編著、看護学概論〈新体系看護学全書 基礎看護学①〉、第5版、メヂカルフレンド社、2021、200頁（宮脇美保子）〉

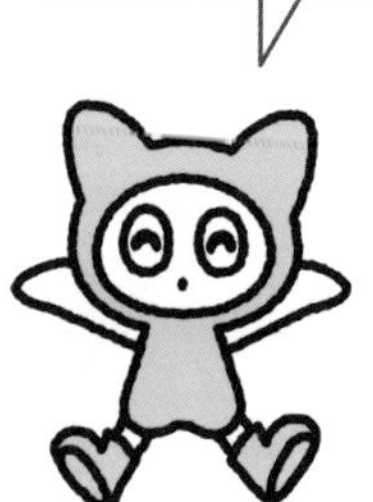

練習問題

次の文章を読んで、後の問いに答えなさい。

　人間は精神身体的存在であるがゆえに、身体的変化が精神的異常を招き、またその一方で、精神的原因がある種の病態をつくりあげることもある。病人は社会的存在であるがゆえに病気の予後に不安をもち、家庭を案じ、社会人として果たすべき役割に心を痛める。したがって、病人の内的世界は医師（医療者）の強い関心事でなくてはならない。

　人間は疾病に侵されると、家庭や社会との物理的・精神的隔離が起こり、病人としての内的世界の構築が始まる。疾病が重くなり、長く続けば、疾病それ自体に基づく症状や身体的障害に加えて、内的世界にその影響が及ぶことによって❶より複雑な事態がつくり出される。思考パターンは変化し、理性的な面は薄れ、多くの場合、感情的になりがちである。人間のもつ依存性が著しく助長され、不安と抑うつに陥ることもある。また、判断は錯誤し、自己抑制が失われることもあるし、幻覚や精神的・肉体的異常反応を示すこともあろう。一方、病人としての新しい世界に安住し、安住を脅かされることに反抗したり、自己防衛的な姿勢をとることもある。病人のこのような世界は疾病の経過とともに醸成されてくるが、このことは疾病それ自体とは本来は別のものである。むろんこの世界は、疾病の性格や重さ、疾病についての理解の程度によって異なり、さらに個人の社会的・経済的・文化的環境によっても影響されるし、生後の生活体験や信情によっても左右される。❷この世界は明確に区別されない場合もあろうが、医師（医療者）には疾病の治療と同時に、この病人の内的世界への対応という難しい問題が課せられていることを忘れてはならない。

（出典／小坂樹徳、田村京子編著、現代医療論〈新体系看護学全書 別巻〉、第3版、メヂカルフレンド社、2012、118頁（小坂樹徳）.）

問1 傍線部❶の「より複雑な事態がつくり出される」の具体例を本文より5つ抜き出しなさい（※解答は5つ以上ある）。

例：自己防衛的な姿勢をとる

［　　　　］
［　　　　］
［　　　　］
［　　　　］
［　　　　］

傍線部❷の「この世界は明確に区別されない」について、次の問2～4の問いに答えなさい。

問2 「この世界」とはどのような世界か、本文中の言葉を用いて空欄を埋めなさい。

［　　　　］世界

問3 「何と」区別されないのか、本文中の言葉を用いて空欄を埋めなさい。

［　　　　］と区別されない

問4 区別されない理由について、適切な7文字の言葉を本文中から抜き出しなさい。

人間は□□□□□□□であるから

➡ 答えは別冊p.13

図表を伴う文章読解

文章と合わせて図表を見る

看護師などの医療従事者には、**様々な図表から情報を得て正しく解釈する能力**が求められます。また、看護師国家試験にも図表を含む問題が必ず出題されます。最初は、左のようなシンプルなグラフで練習するとよいでしょう。文章と図表を注意深く読み込んで情報を得て、それを言語化するという作業を繰り返し行いましょう。

A看護学校の学生80人を対象に、読書の習慣を調査したいと考えている。事前に「休日の過ごし方」の調査をしたところ、「インターネット（SNSなど）」が32人で最も多く、次いで「趣味の活動」が28人、「昼寝」と「買い物」がそれぞれ8人、「そのほか」は4人であった。「読書」という回答はみられなかった。それぞれの項目の割合を算出して、円グラフを作成した。

そのほか 4人（5%）
買い物 8人（10%）
昼寝 8人（10%）
インターネット 32人（40%）
趣味の活動 28人（35%）

※調査は自由回答（記述式）で行い、得られた回答を5つの項目に分類した。

文章とグラフから読みとれることは、次のとおりです。

文章から読み取れること

① この調査では何を調べたのか
↓ A看護学校に通う学生の休日の過ごし方

② なぜ調べようと思ったのか
↓ 読書の習慣があるかどうか知りたかった

③ 読書と答えた学生はどれくらいいたか
↓ そのように回答した学生はいなかった

グラフから読み取れること

① 多くの学生がパソコンやスマートフォンを使用して、インターネットを活用している

② 約3割の学生が、休日に趣味の活動を行っている（趣味の活動に読書が含まれている可能性もある）

③ 休日に勉強をしている学生は少ない

グラフを見ると、文章を読んだだけではわかりにくい全体像を理解することができます。上のような円グラフでは、各項目の全体の中での割合を一目で把握できます。読み取った内容を言葉で表現することは国語力の訓練になります。

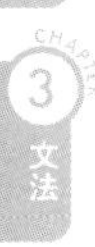
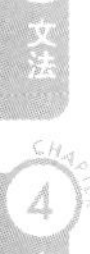
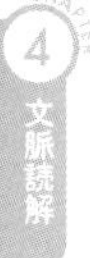
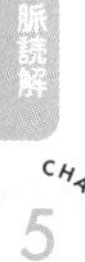
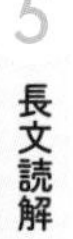
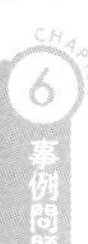

練習問題

次の文章と図をもとに、後の問いに答えなさい。

看護実践は科学的根拠に基づき提供されるべきであり、看護過程は論理的に展開される必要がある。看護過程とは、健康上の援助を必要とする対象に対して、看護援助を提供する基盤となる道筋であり、問題解決的アプローチにより看護を展開していく一連の過程である。

図1は一般社会で用いられている問題解決思考のステップを示す。また、図2は看護過程のステップを示す。

このように、看護過程は一般社会で行われている問題解決思考を患者に適用したものといえる。問題解決思考それ自体は特別な思考ではないが、扱う情報が患者情報であり、人体と疾病治療に関することであるため難しく感じられる。しかし、論理的に一貫性のある思考過程を踏めば裏づけを伴い説得力が増す。思いつきではなく、だれもが納得するように科学的根拠に裏づけられた看護実践をするために必要なステップであるといえる。

（出典／中原るり子編著、看護概論〈看護学入門5 基礎看護Ⅰ〉、第7版、メヂカルフレンド社、2021、76―77頁（野崎真奈美）より一部改変。）

図1　問題解決思考

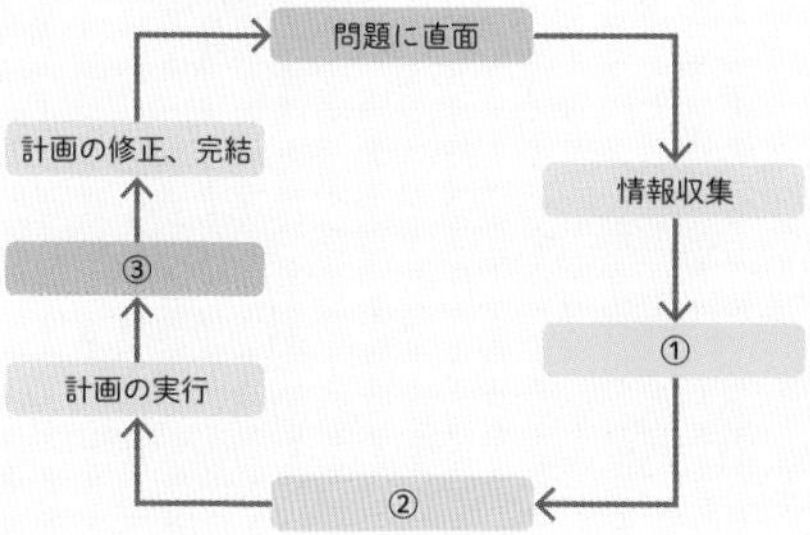

問題に直面 → 情報収集 → ① → ② → 計画の実行 → ③ → 計画の修正、完結 → 問題に直面

図2　看護過程

④ → アセスメント／全体像の把握／看護問題の明確化（看護診断） → ⑤ → 実施 → ⑥ → ④

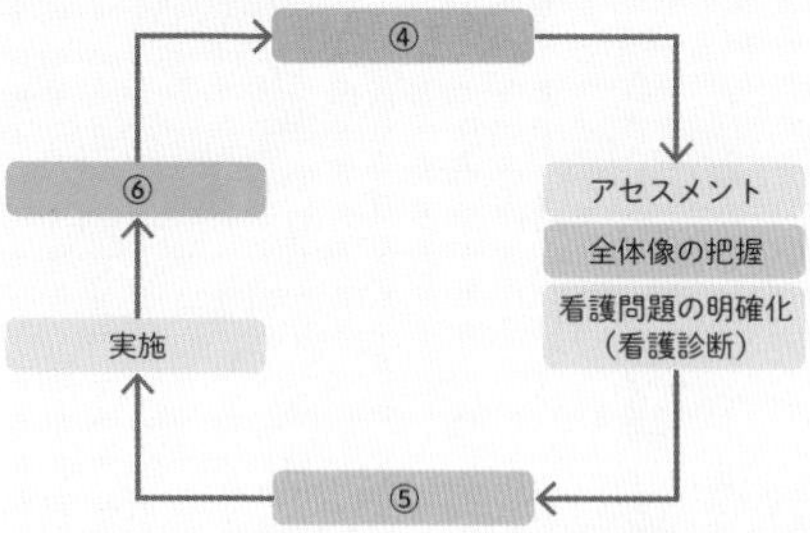

問1 本文の趣旨と語句の意味を踏まえ、図1の空欄①～③に入る適切なものを選びなさい。

ア　計画の結果と評価
イ　情報分析
ウ　行動計画の立案

①〔　　〕
②〔　　〕
③〔　　〕

問2 本文と図1を参考に、図2の空欄④～⑥に入る適切なものを選びなさい。

ア　情報収集
イ　評価
ウ　計画立案

④〔　　〕
⑤〔　　〕
⑥〔　　〕

答えは別冊p.13

まとめテスト 1

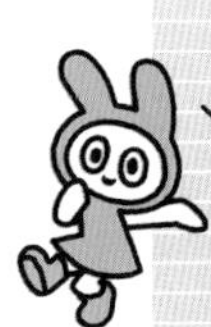

1 次の文章を読んで、後の問いに答えなさい。

　ナイチンゲールは、『看護覚え書』の補章「看護婦とは何か」のなかで、「A この世の中に看護ほど無味乾燥どころかその正反対のもの、すなわち自分自身は決して感じたことのない他人の感情のただ中へ自己を投入する能力をこれほど必要とする仕事はほかに存在しない」と述べている。そして、❶その能力が自分にないのであれば、看護から身を退いたほうがよいとさえ言っている。ナイチンゲールのこの言葉は、時代を超えて現在でも通じるものである。人は、他者に対する関心から感情が生まれ、感情が動くことによって自分の考えや思いをからだをとおして行為化するのである。

　しかしながら、現実に自分とは異なる経験をもち、異なる世界を生きている他者を理解することは❷容易なことではない。看護師には、家族でも友人でもない何のかかわりもない他人と出会い、その人に関心を寄せ看護することが期待されている。だからこそ、看護することを職業とする者としての責任と日々の努力が求められるのである。

（出典／宮脇美保子編著、看護技術の患者への適用〈新体系看護学全書 別巻〉、メヂカルフレンド社、2008、3頁（宮脇美保子））

問1 波線部Aで述べられている内容として正しいものを選びなさい。

ア　看護ほど無味乾燥な仕事は、ほかに存在しない。

イ　看護は、他人の感情のただ中へ自己を投入する能力が必要である。

ウ　他人の感情をこれほど必要とする仕事は、看護しか存在しない。

エ　この世の中に自分自身では決して感じたことのない、正反対の他人の感情は必要なものである。

〔　　　　〕

問2 傍線部❶「その能力」を説明する内容を、本文から35文字で抜き出しなさい。

□□□□□□□□□□□□□□□□□□□□□□□□□□□□□□□□□□□

問3 傍線部❷「容易なことではない」が指す内容を本文から10字以内で抜き出しなさい。

□□□□□□□□□□

2 次の文章を読んで、後の問いに答えなさい。

観察（observation）で得られる情報は客観的情報である。観察とは、ただ眺めるだけではない。患者の身体に何が起こっているのか、どのような変化があったのかを、看護師が意図的に、視診、触診、打診、聴診などにより、その意味を理解しようとすることである。すなわち、看護師が意識して観察しようと思わなければできないものである。学生は身体診察に関して自信がないためか、視診以外の技術を用いることに対しては消極的になりがちである。しかし、患者の身体に触れてはじめて状態を判断することができるのであり、経験から学ぶことが重要である。

こうした看護における観察の重要性について、ナイチンゲールは、観察の習慣を身につけられないのであれば看護師になることをあきらめたほうがよいと述べている。観察技術を身につけることは容易ではないが、観察することは患者を理解することだと考えれば、患者に対する関心がその土台になる。患者のことを知りたいと思えば、何をどのように観察すればよいかを考え、意図的に行動できるようになり、それが習慣になって身につくであろう。

（出典／宮脇美保子編著、看護技術の患者への適用〈新体系看護学全書 別巻〉、メヂカルフレンド社、2008、12頁（宮脇美保子））

問4 「観察」とは、ただ眺めるだけでなく、どのように行う必要があると述べていますか。8字以内で答えなさい。

看護師が□□□□□□□□

問5 「患者を理解するための観察」の土台は何であると述べていますか。本文中の言葉を用いて8字以内で答えなさい。

□□□□□□□□

問6 この文章から、ナイチンゲールは、「看護師になることをあきらめたほうがよい」とする人物は、次のア～エのうちどれか選びなさい。

ア 視診以外の技術を用いることに対して消極的な人
イ ただ眺めて観察する人
ウ 観察の習慣を身につけられない人
エ 身体診察に関して自信がない人

答えは別冊p.13

まとめテスト2

次の文章を読んで、後の問いに答えなさい。

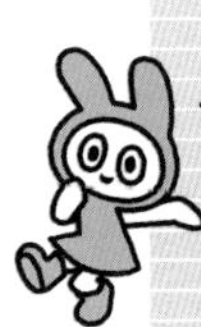

他の死と比較することは①不謹慎かもしれないが、子どもの死に直面した親は、最大の悲しみに打ちのめされると考えられる。それは、親にとって最悪の事実として受け取られる。②子どもの死が親にとって衝撃を与える理由は、親にとって、子どもが死ぬなどということは、思ってもみないこと、予想もしないことだからである。

親は、たいていの場合、子どもの死に直面し、呆然自失する。子どもを亡くした親は、自分自身の子どもに託した夢、希望・未来や、それまで子どもに費してきた時間や労力、財貨すべてを失ったと思う。そして、子どもとの間に形成してきた愛の絆を失ったと感じる。その結果、親は、子どもの死によって自分の身体の一部をもぎ取られたように思う。

子どもを失った夫婦は、そのことを契機に愛の絆を深め、互いに慰め合い、人格的に成長してゆくことも多い。しかし、子どもを失って、夫婦仲が悪くなり、両者の精神的緊張が高まり、夫婦の距離が遠くなり、離婚にまで至る夫婦も決して稀ではない。たとえ夫婦であっても、それぞれ悲しみ方や悲しみへの取り組み方は異なっているし、立ち直る時間も違うことを周囲の者は認識すべきである。

③子どもを亡くした親が示す悲嘆反応は、3つに大別される。

第1は、罪責感である。親は、子どもを守るべき者であったのに、その役割を果たせなかったことに対する後悔や、無力感、自分を責める気持ちが強い。具体的には、発見が遅れた、子どもの要求に答えてやれなかった、よい医者や医療機関につれて行けなかった、夫婦で対応する際、意見が一致しなかった、などといったことが、罪責感を強める。

第2は、怒りである。怒りの対象は、医師や看護師、配偶者らに向けられる。

第3は、空想形成や幻想である。空想のなかで、あたかも死者はまだ生きているかのように思い込み、実生活でも、そのように振る舞うこともある。

（出典／平山正実編著、生と死の看護論〈新体系看護学全書 別巻〉、メヂカルフレンド社、第2版、2006、117頁（平山正美））

問1 傍線部①「不謹慎かもしれない」理由とは何か、次の括弧内①～③に当てはまる言葉を、選択肢ア～コから選びなさい。

【選択肢】

ア 悲しみ　イ 驚き　ウ 喜び　エ 自分の死

オ 子どもの死　カ 計算　キ 比較

ク 駆け引き　ケ 知恵　コ 罪責感

死の［①　　］は人それぞれであり、［②　　］とそれ以外の者の死を［③　　］して、①に大小の区別を付けることはできないから。

問2 傍線部②「子どもの死が親にとって大きな衝撃を与える理由」について、筆者はどのように述べているか、次の選択肢ア～エから選びなさい。

ア 親は子どもが死なないように常に守ってきたから
イ 子どもの死によって自分の身体の一部をなくしたように感じるから
ウ 親にとって、子どもは最愛の存在だから
エ 子どもが親より先に死ぬとは、思ってもみないから

〔　　〕

問3 子どもの死に直面した親が失ったと思ったり感じたりするものすべてを、本文中から抜き出しなさい。

① 子どもに〔　　〕
② 子どもに〔　　〕
③ 子どもに〔　　〕
④ 子どもに〔　　〕
⑤ 子どもに〔　　〕
⑥ 子どもに〔　　〕
⑦ 子どもとの〔　　〕

傍線が付いている「すべて」「2つ」などの条件を、見逃さないようにしよう！

問4 傍線部③「子どもを亡くした親が示す悲嘆反応」について、それぞれの特徴を表している事例をすべて選びなさい。

第1＝罪責感〔　　〕
第2＝怒り〔　　〕
第3＝空想形成や幻想〔　　〕

ア 事故で息子を亡くした父親が、「もっとお前がしっかりしていれば、こんなことにはならなかった！」と救命センターで妻に怒鳴った。
イ 「あのとき、義母はふつうじゃないと忠告してくれたのに、私がただの怠け病（なまけびょう）だと言って息子を登校させたんです。可哀想なことをした……母親失格です」と話した。
ウ 7歳の娘を白血病で亡くした母親が、「私が丈夫に生んであげられなかったから死んでしまった。私には親の資格がない」と号泣した。
エ 長女を死産で失って入院中の母親が、「おなかの中で動いてます。そろそろ生まれると思います」と助産師に訴えた。
オ 3歳の女児を亡くした母親が、保育所のママ友に「次女は実家で預かってもらっている。昨日も元気に電話で話した」と語る。
カ 子どもを喘息（ぜんそく）の重積（じゅうせき）発作で亡くした母親が、「主治医は喘息の子どもを治療したことがないのではないですか？　担当医を代えるべきだったのではないですか？」と看護師に詰め寄った。

答えは別冊p.14

まとめテスト3

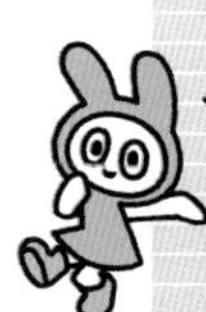

次の文章を読んで、後の問いに答えなさい。

今日の医療では、インフォームドコンセントが重要視されている。これは患者の基本的人権を守り、患者の自主性を尊重した医療を実践するための基礎となるからである。治療方針を決定するためには、患者の意思を尊重して、家族と医療者がその決定を支持していくという考え方が重要である。最終的な治療方針を決定するには、そうした患者の意思だけでなく、医学的な適応、家族の思い、医療者の思いなども考慮する必要がある。

医療はめまぐるしいスピードで進歩している。一方でそのことは患者が選択する治療法が増えているということになる。①そうしたなかで、患者が自主的に治療法を選択するためには、「理解できる説明を十分に受けたうえで、納得して選択する」というインフォームドコンセントが、ますます重要視されるようになってくるのである。「患者が理解しないままの同意」や「真実を告げないままの同意」は、インフォームドコンセントとはよべない。大切なことは、患者が医療者から説明を受けたかどうかではなく、患者がよく理解できているかどうかなのである。

真実を伝えるということは、決して癌だけが問題になるわけではない。癌以外にも、現在の医療で治癒できない致命的な疾患は数多く存在する。しかし、なかでも「癌」は2人に1人が罹患（りかん）するほどその発生頻度が高く、また3人に1人が癌で亡くなり、わが国の死因の第1位を占め続けていることなどから、社会的にも大きな問題となっている。

医療の現場では、癌であることを含めた疾患の病名や病状、検査結果、治療効果、経過の予測などについて、厳しい病状やつらい事実を知らせる機会は多い。それだけに、「真実を伝える」ための技術を学ぶことは重要である。

近年、インターネットなどを用いて情報を容易に手に入れることができるようになってきた。また、癌体験者が増えていることや、テレビや新聞などでも、癌であっても病名を隠すことをしなくなってきたことも影響して、病名を隠すという対応から「いかに真実を伝えるか」という方向での対応に積極的に取り組むようになってきた。

患者には自分の病気について知る権利とともに、知らないでいたいという権利もある。しかし、多くの患者は自分の身体に起こった事実を正確に知り、今後どのように対処していくのがよいのかを医療者と話し合いたいと願っている。

患者がわずらっている病気が何であるのか、そして今どのような状態にあるのか、治療にはどういう方法があるのか、さらには今後どのようになっていくのかといった重要な情報を、②医療者の判断で操作して伝えることは倫理的に問題がある。

医療者の側に、悪い情報は患者にとって有害であるという意識があると、情報を伝えるときに事実がゆがめられたり曖昧（あいまい）になったり、治療効果が実際よりもオーバーに伝えられる可能性もある。患者の治りたいという気持ちが強く、効果が期待できない状況にもかかわらず負担の大きい治療を受ける結果を招き、外泊や退院の機会を逃すことにもなりかねない。正しく理解できないために正しい自己決定ができなくなる可能性があり、治療法の選択判断を誤ることにもなる。情報を伝える際には、伝える側の考え方や倫理観などが影響することは避けられないが、③できるだけ誤解のないような伝え方を心がける必要がある。

患者の権利の尊重という視点に立ちさえすれば、悪い情報を伝えることによって生じる問題のすべてを解決することは困難である。これからは、「悪い情報を伝えるか否か」よりも、「いかにして伝えるか」さらには「いかにして情報を分かち合うべきか」の議論をしていく必要がある。

〈出典／平山正実編著、生と死の看護論〈新体系看護学全書 別巻〉、メヂカルフレンド社、第2版、2006、50―51頁（本家好文）〉

問1 傍線部①「そうしたなかで」とはどのような状況を指すか、選択肢から2つ選びなさい。

ア インフォームドコンセントが重要視されていること
イ 医療の進歩が目まぐるしいこと
ウ 患者が治療方法を納得して選択すること
エ 治療に関する患者の選択肢が増えていること
オ 真実を告げないまま同意を得ること

〔　　〕〔　　〕

問2 患者に真実を伝えるにあたり、傍線部②「医療者の判断で操作して伝えることは倫理的に問題がある」としている重要な情報とはどのようなものであると著者は述べているか、選択肢から4つ選びなさい。

【選択肢】
ア 治療費　イ 治療方法　ウ 医療者の気持ち
エ 社会資源　オ 病名　カ 病気の予後
キ 医療制度　ク 病状(病期)　ケ 患者の判断
コ 家族の判断　サ 医療者の判断

〔　　〕〔　　〕〔　　〕〔　　〕

問3 傍線部③「できるだけ誤解のないような伝え方を心がける」ために、留意すべき点はどのようなものと考えられるか、次の選択肢ア～エから選びなさい

ア 悪い情報は患者にとって有害であるという視点をもつこと
イ 治療の効果は、患者の「治りたい」という気持ちを高める情報を伝えるよう心がけること
ウ 情報を伝える際は、伝える側の考え方が影響してしまうことを自覚すること
エ 患者の権利を尊重する視点に立っていれば、悪い情報も患者は受け入れてくれると思うこと

〔　　〕

答えは別冊p.14

まとめテスト4

何問できたかな？

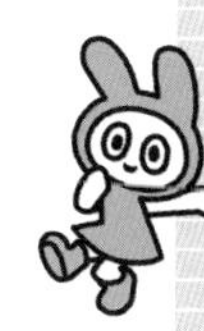

1 次の文章と、図表で示された内容から、後の問いに答えなさい。

要介護認定を受けていない65歳以上のわが国の高齢者約1万人を対象に、15歳当時のまわりと比べた生活程度を尋ね、「上」「中」「下」の3群に分け、その後3年間のうつ発症との関連を調べた研究がある。それによると（図1）、（中略）15歳当時の生活程度が「①」群は、「②」群と比べて、うつ発症が約1・3倍多かった（図1）。さらに、15歳時の生活程度の影響の大きさと高齢期の所得の影響の大きさは「③」。

（出典／武田裕子、大滝純司編著、医療学総論〈新体系看護学全書 健康支援と社会保障制度①〉、メヂカルフレンド社、2020、148―149頁（近藤克則・藤原聡子）より一部改変．）

「図表が何を表しているか」。
これを言語化できる
能力を養おう！

図1 **15歳当時および高齢期の経済状況の違いと高齢期うつ発症との関連**

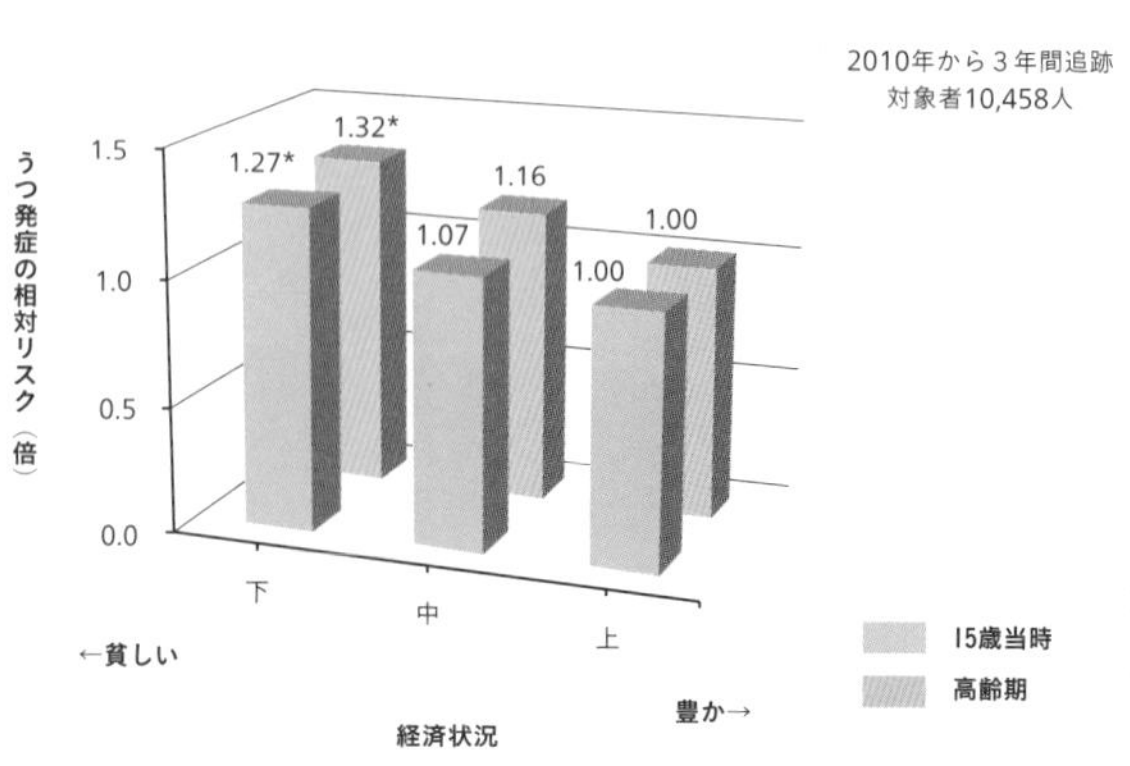

出典／Tani Y, et al.: Chilidhood Socioeconomic Status and Onset of Depression among Japanese Older Adults: The JAGES Prospctive Cohort Study. Am J Geriatr Psychiatry 2016; 24: 717-726. のデータから作成.

問1 文中の空欄①～③に入るものとして最も適切なものを選びなさい。

① ア 上　イ 中　ウ 下　〔　　〕

② ア 上　イ 中　ウ 下　〔　　〕

③ ア 大きく異なっていた　イ ほぼ同水準であった　〔　　〕

2 次の文章と、図表で示された内容から、後の問いに答えなさい。

31～50歳の男性約13万人を対象に、約4年間追跡したノルウェーの研究がある。この研究では、対象者が成人してからの経済的豊かさだけでなく、30年前（つまり当時1～20歳の子ども、あるいは未成年であった頃）の豊かさと死亡率との関連を調べた。その結果を図2に示す。

横軸は、［①］（1990年）の経済的な豊かさで、豊かな人ほど横軸の死亡率相対リスクが［②］傾向にあった。［③］（1960年）の豊かさは、奥に行くほど［④］ことを示す。成人期（横軸）で最も［⑤］以外では、（中略）子ども時代の豊かさが影響していたのである。

図2　ノルウェーの小児期と現在の経済的豊かさと死亡率相対リスク（31～50歳の男性）

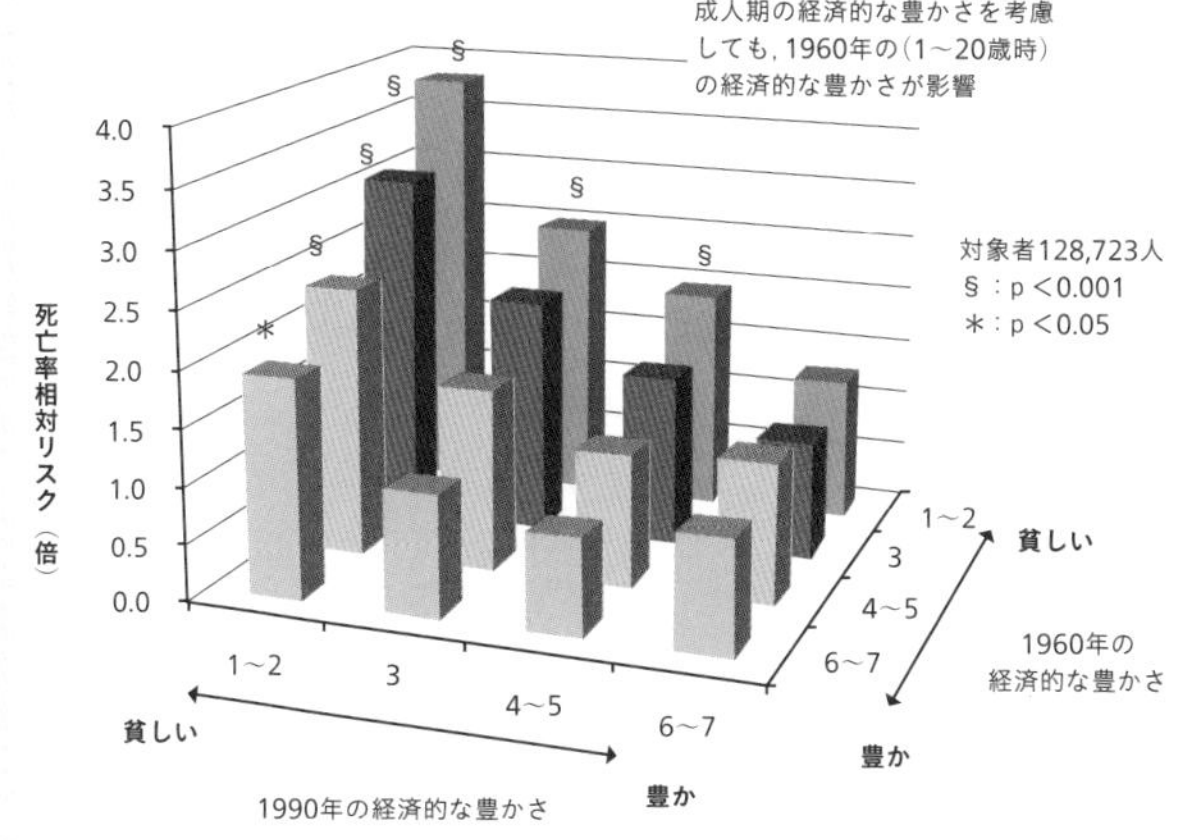

出典／Claussen B, et al.: Impact of childhood and adulthood socioeconomic position on cause specific mortality: the Oslo Mortality Study. J Epidemiol Community Health 2003; 57: 40-45. のデータから作成.

（出典／武田裕子、大滝純司編著、医療学総論〈新体系看護学全書 健康支援と社会保障制度①〉、メヂカルフレンド社、2020、148－149頁（近藤克則・藤原聡子）より一部改変）

問2 文中の空欄①～⑤に入るものとして適切なほうを選びなさい。

① ア 子ども時代　イ 成人期　〔　　〕

② ア 高い　イ 低い　〔　　〕

③ ア 子ども時代　イ 成人期　〔　　〕

④ ア 豊かである　イ 貧しい　〔　　〕

⑤ ア 豊かな群（6～7）　イ 貧しい群（1～2）　〔　　〕

答えは別冊p.15

まとめテスト5

次の【文献1】と【文献2】を読み、後の問いに答えなさい。

複数の文献を用いた設問にチャレンジしよう！　臨床では、様々な医療情報に触れ、それらを総合的に評価・判断しなくてはなりません

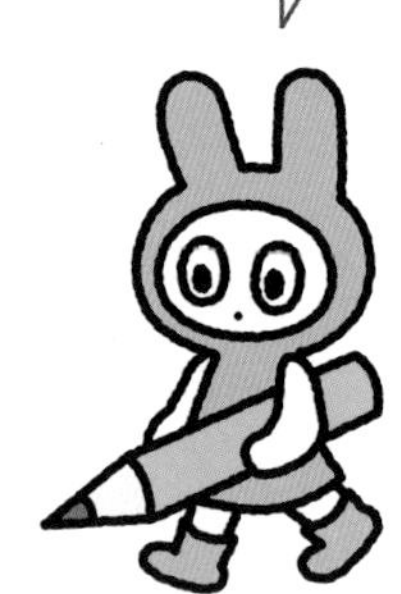

何問できたかな？

【文献1】

医療の現場においては、従来医療従事者が患者にとっての最善の医療を提供するという、［　①　］主体のパターナリズム（父権主義）モデルが取られてきた。また、患者の側も、「すべて先生にお任せします」といったお任せ医療に陥ったりすることがあった。しかし、人権運動の高まりとともに、自分の病状や治療の選択肢を十分に理解したうえで、[A]自分が選択した治療を受ける権利を求める動きが活発になってきた。こうして確立した権利が、患者自身の主体性を確保し、人格が尊重され、患者自らの意思と選択のもとで最善の医療を受けられる権利である患者の権利である。

世界医師総会は、患者の権利と責任に関するリスボン宣言を採択している。この宣言は、良質の医療を受ける権利、選択の自由の権利、自己決定の権利、[B]意識のない患者、法的無能力の患者、患者の意思に反する処置、情報に対する権利、守秘義務に対する権利、健康教育を受ける権利、尊厳に対する権利、宗教的支援に対する権利の11項目からなっている。すなわち、患者には良質の医療を受ける権利と、診療を受ける際に様々な配慮を受ける権利があるということである。

（出典／武田裕子、大滝純司編著、医療学総論〈新体系看護学全書 健康支援と社会保障制度①〉、メヂカルフレンド社、2020、101頁（山本亮））

【文献2】

［中略］治療を受ける患者と医療従事者の間には、心理面における強弱関係が生じやすい。[C]そうした関係のなかに存在するパターナリズムの影響を抑え、患者の権利を擁護することも看護の役割の一つである。1973年のICNの倫理綱領では、「看護師は協力者もしくはほかのどのような人によってでも、個人のケアが脅かされたときには、その個人を保護するために適切な行動をとる」と「患者保護」の内容が前面に押し出された。看護師はこれまでの医師を頂点とする階層構造から［　②　］の関係へと移行できたことにより、医師への「［　a　］」から脱却し、「［　b　］」を経て「［　c　］」へと変化したのである。

日本ではアドボカシーを「権利擁護・代弁」と訳している。すなわち、アドボカシーは、自己の権利を十分に行使できないような社会的

弱者（子ども、障害者、高齢者、患者など）の権利を代弁したり、擁護したりすることを指している。本人の自己決定を尊重して、様々な問題を「人権問題」ととらえ、人権擁護とともにサポートする、という意味が含まれている。

（出典／中原るり子編著、看護概論〈看護学入門5 基礎看護Ⅰ〉、第7版、メヂカルフレンド社、2021、167－168頁（中原るり子）.）

問1 空欄①入る言葉として適切なものを、ア～エの中から1つ選びなさい。

ア 患者　イ 医療従事者　ウ 現場　エ 研究者

〔　　　〕

問2 空欄②に入る言葉として適切なものをア～エの中から1つ選びなさい。

ア 横並び　イ 上下　ウ 主従　エ 重層構造

〔　　　〕

問3 傍線部A「自分が選択した治療を受ける権利」の基盤とは何か。【文献2】の文中から10文字で答えなさい。

□□□□□□□□□□ すること

問4 傍線部Bは【文献2】の文中ではどのように表現されているか。【文献2】の文中から5文字以内で答えなさい。

□□□□□

問5 傍線部Cについて、「そうした関係」になぜ「パターナリズムの影響」が生じるのか、説明として適切な文章をア～エの中から1つ選びなさい。

ア 弱者は強者に抵抗する権利があり、その抵抗を正当化するものがパターナリズムだから。

イ 強弱という相互関係は相対的なものであり、それを絶対化するためにパターナリズムが必要だから。

ウ 弱者である患者は強者である医療従事者の指示に従うべきという考えがあるから。

エ 弱者は強者の犠牲にされるのが世の常であり、そこに存在する非情さは甘んじるべきものだという考えが一般的だから。

〔　　　〕

問6 空欄a～cにはア～ウのいずれかの言葉が入る。【文献1・2】の記述内容を踏まえ、適切なものを1つずつ選びなさい。

ア 権利擁護　イ 患者保護　ウ 忠誠の倫理

a：〔　　　〕
b：〔　　　〕
c：〔　　　〕

➔ 答えは別冊p.15

まとめテスト 6

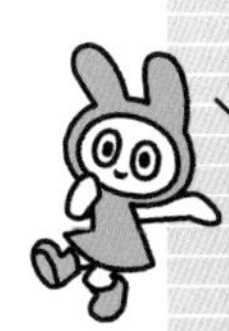

今回の問題のねらい

流れのある文章をばらばらにしたうえで、本来あるべき順序に並べ替える問題を取り上げます。

筆者の思考の流れ、すなわち思考経路とは、ものごとを考える筋立てであり、その筋立てこそが文脈です。文脈が乱れた文章は、全体を通読したときに読み手に強い違和感を与えます。違和感の伴う文章を自然な流れに正す練習は、文脈の整った文章を書く筆者の思考経路を的確に把握する訓練としても役立ちます。

1 次の文章①〜⑤について後の問いに答えなさい。

① ラポールに先立つ自己開示とは、ラポールの形成を滑らかにするはたらきをもつ自己開示である。信頼関係を形成したい相手と向き合う際、まず自分から自己開示をすることにより、相手もまた自己開示をしやすくなる。現場においては、医療者が率先して心を開くことで、患者が自身の心の内をみせてくれる可能性が広がるのである。

② 医療現場でのラポールは、この心理学的な理解に基づいており、医療者と患者の間、また、医療者相互間で求められるものとされるが、とりわけ医療者と患者（患者の家族を含む）との間の人間関係において重要とされる。

③ ラポールの後になされる自己開示は、ラポールをより深めるはたらきをもつ。信頼関係が形成されることにより、よりいっそう自分の心を開くことがスムーズになる。信頼を寄せる相手に自分を打ち明けるのは自然なことである。このように、ラポールと自己開示は密接に関係するものなのである。

④ 医療現場のコミュニケーションを考える際に、「ラポール」という言葉が用いられることがある。ラポールとは「報告」「関係・関連」ないし「収穫・収益」という意味のフランス語であるが、医療心理学の分野においては「信頼関係の構築」といった意味合いで用いられるのが一般的である。

⑤ このラポールと密接な関係をもつとされるものが「自己開示」である。自己開示とは文字どおり自己を開示すること、すなわち自分の内面を相手に包み隠さず明かすことである。自己開示はラポールと密接に関係するが、その関係には大きく二つの見方がある。一つはラポールに先立つものであり、もう一つはラポールのあとに位置するものである。

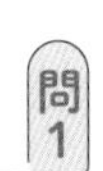

問1 文章①〜⑤を正しい順序に並べなさい。

〔　　〕→〔　　〕→〔　　〕→〔　　〕→〔　　〕

2 次のア～クの文章について後ろの問いに答えなさい。

ア　高齢者とのコミュニケーションを考えるうえで、言語コミュニケーションのひとつである会話のしかたはとても重要です。

イ　そのため、周囲の騒音や話し声によって集中力が削がれてしまい、会話の内容への理解が不十分になりがちなのです。

ウ　また、話す速度も会話の理解度に影響を及ぼします。早口で話すと、聞き手の理解が追いつかなくなることがあります。

エ　さらにこれらに加え、会話をする環境・場所についても配慮が必要です。高齢者は、相手の話を聞き取るための集中力が低下している可能性があります。

オ　なぜなら、高齢者には聴力が低下している人が少なくないからです。音高に関しては、高音域の聞き取りに困難が伴うのが一般的です。

カ　これは高齢者に限ったことではありませんが、高齢者と話す場合には、特にゆっくりしたペースで話すことが大切です。

キ　ですから、低めの声で話すことを心がけることが望ましいといえます。

ク　このように、高齢者との望ましいコミュニケーションを考えるうえで、話の内容と同じくらい、会話のしかたというものが重要なのです。

問2　文章の順序として最も適切なものを選択肢から一つ選びなさい。

① ア→オ→エ→カ→ウ→キ→イ→ク
② ア→カ→エ→イ→ウ→オ→キ→ク
③ ア→イ→カ→エ→オ→キ→ウ→ク
④ ア→オ→キ→ウ→カ→エ→イ→ク
⑤ ア→ウ→カ→イ→エ→オ→キ→ク

〔　　　　　　　　〕

答えは別冊p.16

CHAPTER 6

事例問題

事例の読み方

事例を読み解く力を看護学生のうちに養おう

看護学生は、看護師国家試験の事例問題（一般問題や状況設定問題）だけでなく、学内演習などでも事例に触れる機会が多くあります。こうした経験は、臨地実習の際や、看護師として働く際にも、看護記録などから患者さんの置かれた状況を把握し問題点を洗い出す力などを養うために役立ちます。

文字で書かれた事例ではありますが、実際に起こったことであるとイメージして、読み解いていきましょう。

事例を読んで看護を考えるときは、情報を整理して、患者さんの全体像を組み立てる必要があります。

その際のポイントをいくつか紹介します！

Point ①

看護の対象はどのような人か

看護の対象者は、病気の人や妊産婦、またその家族や地域社会の人々など様々です。

事例を用いた学習では、その事例における主な看護の対象者は「Aさん」などと表現されています。まず、その人の基本情報（年齢、性別、家族構成、職業など）を明確にして把握することから始めましょう。

Point ②

問題となる疾患（症状）は何か

事例のなかで、「今まさに対象の生活を脅かし、問題となっている疾患（症状）」を明確にしましょう。複数ある場合は、疾患と疾患の関連性を簡単に整理するとよいでしょう。

Point ③

時系列を把握し看護問題を特定

短期間の事例であっても、病気の経過が含まれています。「始まり→途中経過→現在の状況→未来に起こり得る状況」を、簡単にまとめて整理しましょう。

次頁の図のように、「ステップ①：看護の対象」→「ステップ②：主な疾患」→「ステップ③：時系列」の順に情報を整理して、事例を大まかに理解します。その後に、心理的・社会的側面の情報や、家族の心理など細かい情報をつけ足していくと、重要な情報をもらすことなく看護展開につなげられます。

初めから細部にこだわりすぎると、ストーリーを見失うおそれがあるよ。

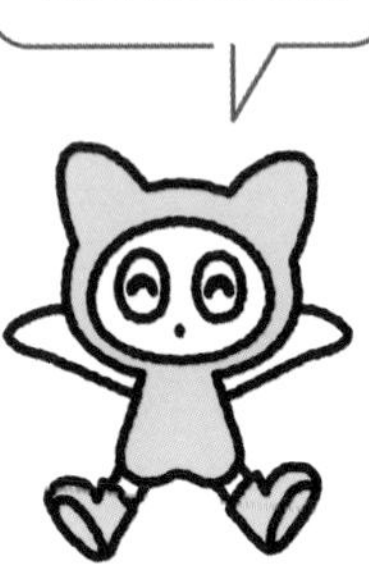

図　情報を整理する

ステップ①：看護の対象

この事例は、50歳代男性会社員のYさんが看護の対象だ。

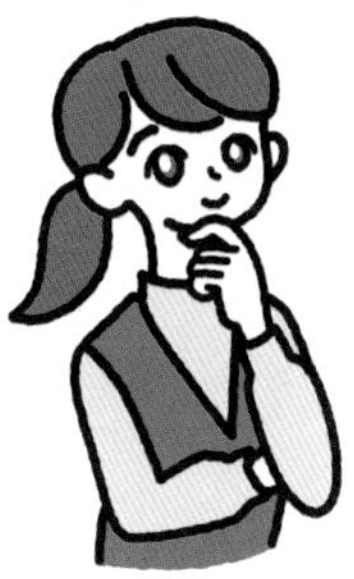

ステップ②：主な疾患

血液透析を導入する事例だが、病歴に糖尿病、慢性腎不全、うつ病がある。

- 今回の入院では、透析を円滑に導入することが最も重要だ。
- 糖尿病の合併症で、慢性腎不全になり、透析が必要となったのだろう。
- うつ病があり、メンタルの支援も必要となるだろう。

ステップ③：時系列

入院目的：血液透析導入
既往歴：30年前～　うつ病で内服開始
　　　　20年前～　糖尿病で内服開始
　　　　14年前～　インスリン療法開始
　　　　5年前～　慢性腎不全と診断

始まり：20歳代よりうつ病、30歳代で糖尿病を発症し、内服治療をしている。

経過：14年前にインスリン療法を開始した。
（血糖コントロールが良くなかったのだろう）
5年前に糖尿病の合併症である腎症となる。

現在：透析導入を検討中である。

未来：（導入に対し、不安や悲観的な言動があるようだ）
透析の導入が困難になるかもしれない。導入できても遅延したら、うつ病が悪化するおそれがありそうだ。

練習問題

次の事例を読んで、後の問いに答えなさい。

Aさん（52歳、男性、妻と二人暮らし）は、夕食直後に入浴しようとしたところ、脱衣所で胃のあたりに激しい痛みを覚えた。意識を失って倒れているところを妻が発見し、救急車で病院に搬送された。Aさんは救急車の中で意識を取り戻し、その頃には痛みは消失していた。

病院に着くと、すぐに看護師はAさんと妻に睡眠時間や食生活、飲酒や喫煙状況などを尋ねた。また、喫煙が身体に良くないことや運動不足気味で肥満傾向であることを指摘した。さらに、味付けの濃い食生活と夕食時間が夜10時過ぎと遅いことを改善するように言った。Aさんは看護師に「病状の説明より先にあれこれ言われて不愉快だ」と話した。その後、狭心症の疑いで医師に検査入院を勧められたが、Aさんは今は無症状であることを理由に入院を断って帰宅した。

問1　事例から読みとれる内容を、ア～エからすべて選べ。

ア　入院時は症状が消失していたので、看護師によるAさんと妻への、生活習慣や食事に関するアドバイスの時期は適切であった。

イ　Aさんは、疾患が生命を脅かすものであることや、検査が重要であることを十分に理解していないおそれがある。

ウ　Aさんは、生活習慣をはじめ、妻の手料理や自分の仕事まで否定されたように感じてしまっているおそれがある。

エ　看護師の対応により、患者が医療不信になるおそれはない。

〔　　　〕

答えは別冊p.16

看護師国家試験の事例問題

国試の過去問題に挑戦してみよう

看護師国家試験（国試）には「状況設定問題」という、患者さんの状況が記された文章を読んで問いに答える問題があります。また、近年は一般問題も長文化しています。

状況設定問題のねらいは、**記述された対象の特性や状況のなかから重要な情報を抜き出して整理し、必要とされる看護を見いだす能力を測ること**です。

ここでは、文脈から患者さんを理解し、さらに看護の知識を用いて答える国試の過去問題を取り上げます。

第107回午前49

Aさん（66歳、男性）は、Lewy〈レビー〉小体型認知症（dementia with Lewy bodies）であるが、日常生活動作〈ADL〉は自立している。介護老人保健施設の短期入所〈ショートステイ〉を初めて利用することとなった。施設の看護師は、同居している家族から「以前、入院したときに、ご飯にかかっているゴマを虫だと言って騒いだことがあったが、自宅ではそのような様子はみられない」と聞いた。

入所当日の夜間の対応で適切なのはどれか。

1. 虫はいないと説明する。
2. 部屋の照明をつけたままにする。
3. 細かい模様のある物は片付ける。
4. 窓のカーテンは開けたままにする。

前ページのステップに沿って、みていきましょう。

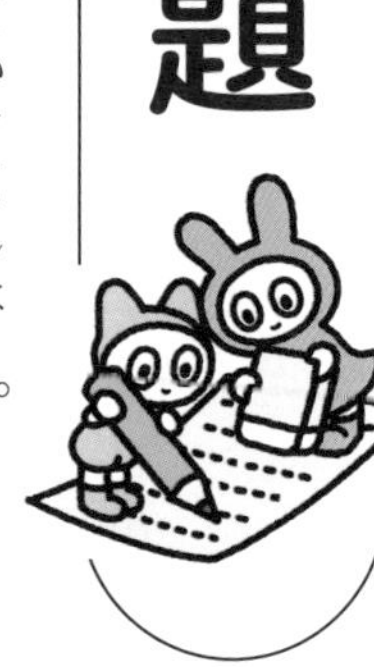

看護の対象

Aさん（66歳、男性）

主な疾患

レビー小体型認知症：レビー小体という特殊なたんぱく質の塊（かたまり）が、大脳皮質や脳幹の神経細胞内に蓄積することで起こる認知症である。パーキンソン症状、レム睡眠行動障害（睡眠中に叫んだり暴れたりする）、**幻視・錯視**、認知機能レベルの変動がみられる。

時系列

以前：入院したことがある。その際に「**ご飯にかかっているゴマを虫だと言って騒いだことがあった**」という。

今回：介護老人保健施設の短期入所〈ショートステイ〉を初めて利用する。

以上の情報が得られました。レビー小体型認知症の症状として、幻視や、**ゴマが虫に見えたり、点滴のチューブがヘビに見えたりする錯視がある**ため、配慮が必要となります。

以上のことから「③」**が正解**です。

「①」が正しくない理由は、認知症は一度獲得した知的な能力が低下し日常生活に支障をきたすようになった状態であり、言葉で説明するだけの対応は適切でないからです。

練習問題

問1

第105回午前52

Aさん（102歳、女性）は、重度の廃用症候群のために5年前から発語が少なく体を動かすことができない。誤嚥性肺炎（aspiration pneumonia）で入退院を繰り返し、終末期である。同居している家族は積極的な治療をしないことを希望し、自宅でAさんを看取ることを決めた。

Aさんの家族への退院時の指導で最も適切なのはどれか。

①「24時間付き添ってあげましょう」
②「おむつの重さで尿量を測定しましょう」
③「苦しそうになったら救急車を呼びましょう」
④「Aさんが食べたければ食べさせてあげましょう」

〔　　　　〕

問2

第97回午後56

＊第97回では午後55～57の三連問で出題された。午後55、57を割愛する

76歳の男性。1人暮らし。妻とは死別し1人娘は結婚して遠方に住んでいる。高血圧症と糖尿病の既往がある。3週前から全身倦怠感と咳嗽とが出現し、受診の結果、肺炎と診断されて2週前に入院した。抗菌薬の投与によって症状は改善したが、血糖値が安定しないため退院が延期となった。そのころから看護師に繰り返し何度も同じことを言ったり、会話中に突然怒り出したりする言動がみられた。

入院後、初めて入浴することになり、看護師がその旨を伝えると「やっと風呂に入れる。うれしい」と話していた。しかし、実際入る時になると「そんなのは聞いていない。自分にも都合があるので入らない」と拒否する。

この時の対応で適切なのはどれか。

① 入浴を中止する。
② 入浴準備を始める。
③ 手を引いて浴室に誘導する。
④ 時間をおいて再度声をかける。

〔　　　　〕

問3

第97回午後62

＊第97回では午後61～63の三連問で出題された。午後61、63を割愛する

Aさん、68歳の女性。71歳の夫と長男夫婦、95歳の寝たきりの義母の5人暮らし。3か月前に脳出血を発症し、入院治療を経て自宅に退院した。嚥下障害のため胃瘻を造設し、頻回に口腔内吸引が必要である。排泄はおむつを使用している。Aさんの介護認定は申請中で、介護は主に夫が行う予定である。要介護5の義母の介護は長男の妻が行い、週1回の訪問看護と入浴サービスを利用している。

几帳面な夫は介護状況を細かく記録し、疑問点を長男の妻に繰り返し尋ねている。看護師が訪問すると長男の妻は「お義父さんが張り切りすぎて心配」と話し、夫は「嫁は大雑把な性格で取り合ってくれない」と言う。

夫に対する対応で最も適切なのはどれか。

①「息子さんに注意してもらいましょう」
②「介護を頑張りすぎていないか心配です」
③「お嫁さんは忙しいのでいろいろ聞くのはやめましょう」
④「介護記録は大変でしょうから書かなくてよいですよ」

〔　　　　〕

答えは別冊p.16

まとめテスト 1

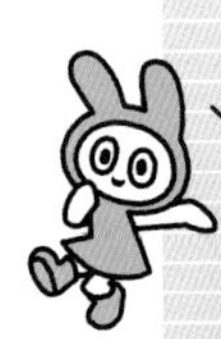

何問できたかな？

1 次の文章を読んで、後の問いに答えなさい。

Aさん（78歳、女性）は、軽度の認知症である。サルモネラによる食中毒を起こし、発熱と下痢、嘔吐を繰り返し、脱水となり入院中である。集合住宅で80歳の夫と2人で暮らしており、排泄や清潔行動は自ら行えるが、家事は夫が担当している。食中毒の原因は、Aさん自身が生肉を調理した包丁やまな板でリンゴをむいて食べたためだと推察されている。発症後4日間が経過しているが、Aさんの夫には食中毒の症状はない。

専業主婦であったAさんは、夫の食事の世話をしたいと望んでおり、時折それが原因で夫婦げんかになるという。Aさんは「私に料理をやらせてくれない……」と発言しており、Aさんの夫は「ボケてるから無理ですよ。僕だって料理は苦手で面倒だから、本当はやりたくないです。娘に頼らずに2人で暮らしたいのだけど……。だれか料理だけでも手伝ってくれないかな」と発言している。

Aさんは入院6日目で、明日退院の予定である。

問1 Aさんの退院指導を考えるための情報収集として、誤っているものを1つ選びなさい。

① リンゴをむいた際、自分でむいたのか、どのような道具を用いたのかをAさんに確認する。
② 食中毒の原因となったサルモネラの特性について、Aさんの夫に理解してもらう。
③ 日ごろの調理方法や台所の状況などをAさんの夫に確認する。
④ 排泄後や食事前などに手洗いを行えているか、Aさんの入院生活を観察する。

〔　　　〕

問2 Aさんの退院時の夫への支援として適切なものを2つ選びなさい。

① Aさんに対して、危ないから料理をしてはいけないと毎日注意喚起したほうがよいと伝える。
② この退院を機に娘との同居を考えるよう説得する。
③ 家庭で起こりやすい食中毒について、リーフレットを用いて伝える。
④ 経済状況に合わせた食事の宅配サービスを紹介する。

〔　　　〕〔　　　〕

退院前夜、Aさんは看護師に「夫は仕事人間で、家事をしたことがなかったのです。私は迷惑をかけるばかりで、役に立たない人間になってしまった」と泣きながら話した。

問3 Aさんへの退院支援として適切なものを2つ選びなさい。

① 「Aさんにできる家事を、だんなさんと相談して考えてみませんか」と提案する。
② 認知機能が低下しているので、家事は危険であることを説明する。
③ Aさんの夫は迷惑だなどと思っていないことを伝える。
④ 「役に立ちたいと思うのですね」と話をゆっくりと聞く。
⑤ 興奮すると眠れなくなり昼夜逆転してしまうので、今日はもう眠るよう促す。

〔　　〕

2 次の文章を読んで、後の問いに答えなさい。

Bさん（92歳、男性）は、アパートの1階に1人で暮らしている。息子夫婦が車で5分の距離に住んでいる。15年前から心不全治療のために利尿薬を毎朝内服している。半年前に要支援2の認定を受け、介護予防通所介護を週2回利用している。

ある朝、Bさんは自宅の玄関の外で座り込んでいるところを近所の人に発見され、救急搬送された。検査の結果、脱水症と診断され入院することになり、点滴静脈内注射が開始された。

Bさんに飲水を促すと、「のどは渇いていません。おなかもすかないので、もう2日ほど何も食べていません」としっかりした口調で話した。しかし、夕方6時頃からBさんは窓の外ばかり気にするようになり、面会に来た息子の妻を無視して落ち着かない様子だった。消灯後は、看護師の説明を聞かず、何度も家に帰ると言っては点滴を抜こうとした。その晩は、朝まで独り言を言っていた。

問4 Bさんの看護として、適切なものはどれか。1つ選びなさい。

① 夜間に点滴を抜いたり転倒したりするおそれがあるため、睡眠中だけミトンで拘束しておく。
② 夜間はよく眠れるように、睡眠導入薬の処方を医師に依頼する。
③ Bさんに、脱水であることや、点滴は必要な治療であるため抜いてはいけないことを説明する。
④ 日中は三度の食事の摂取や散歩などの活動により覚醒を促し、生活のリズムを整える。

〔　　〕

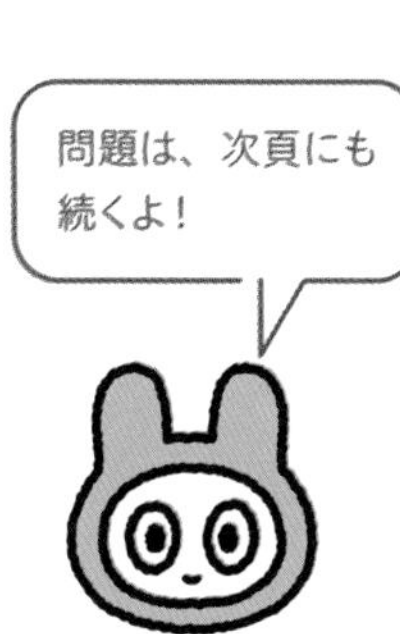

問5　Bさんの家族へのかかわりとして、適切なものを1つ選びなさい。

① Bさんの息子に夜間せん妄の説明をすると、「つまり認知症ですね？　独居はもう無理でしょうか」と不安そうにしていたため、せん妄は一過性であるため独居は大丈夫であると伝えた。
② 拘束が必要となっても、家族のいない夜間だけであるため、あえて家族を苦しめる説明はしない。
③ これまで独居を続けてきたBさんの変化に戸惑っていないか、家族の話を聞く時間を設ける。
④ 家族に興味がないBさんを見ることはとてもつらいと思うので、毎日の面会は勧めない。

〔　　　　　　　　〕

3 次の文章を読んで、後の問いに答えなさい。

Cさんは野菜農業を営む70歳代前半の男性である。家族は、妻と三男夫婦、小学生の孫3人であり、二世帯住宅で暮らしている。

3日ほど前から農作業中に右下肢に脱力感があり、歩きにくさを感じていた。異変に気づいたCさんの妻が受診を勧めたが、Cさんは「大げさだ。息子たちには言うなよ」と放置していた。

昨日の夕食後、Cさんは椅子から立ち上がろうとしたときに右下肢に力が入らず転倒した。転倒時、自宅にはCさんと妻しかおらず、Cさんは救急車を呼ぼうとした妻を制し、翌朝まで妻の介護を受けながら自宅で過ごした。

翌日の11時、Cさんは三男に連れられて病院を訪れた。検査の結果、ラクナ脳梗塞、高血圧症と診断され、命に別状はないが麻痺が残る可能性があると医師から説明された。

Cさん、Cさんの妻、三男は、情報収集を行った看護師に以下のように思いを話した。

Cさん

「最初に足がしびれた感じがあって、真っ先に『脳が悪いのかもしれん』と思ったんです。でも、野菜の出荷も近いし、せっかく育てた野菜ですから、これをちゃんとしなくちゃならんと思って。あと……恐ろしかったのもあります。脳が病気になったら仕事ができん……歩けなくなったら、寝たきりになったら。怖くて昨晩は一睡もできんかった」

Cさんの妻

「私は2～3日前から『様子がおかしいから病院に行こう』って言っていたんです。でも、あの人はいつも私の言うことは聞きませんから。もっとしつこく言えばよかったのに、と息子に言われました。高血圧もあるそうで……私の作る食事がしょっぱいからだと息子に叱られました。でも、同じものを食べている私の血圧は高くないんですよ。もしも夫が寝たきりになってしまったら……昨晩、トイレへ行かせるだけでも、とにかく大変でした。どうにか歩けるようになってほしい」

三男

「3日前から具合が悪かったのを隠していたなんて、父も母も、子どもと変わりませんよ！　私も妻も昼間は会社勤めなので、まったく気づきませんでした。あの元気な父が脳梗塞になるなんて、信じられない。寝たきりになったりしたら、どうする気なんだ。腹立たしいやら、自分が不甲斐ないやら……」。

問6　Cさんの気持ちとして、当てはまるものを2つ選びなさい。

① 病気の発見が遅れた一番の理由は仕事であると考えている。
② 自分が病気であることを認めるのが恐ろしいと感じている。
③ 寝たきりになるのが怖いと感じている。
④ 健康の意識が低く、病気の自覚はない。
⑤ 自身の病気を受け入れる余裕はある。

〔　　　〕

問7　Cさんの妻の気持ちとして、当てはまるものを3つ選びなさい。

① Cさんが病気になったことに対して、強く責任を感じている。
② Cさんの介護に不安を抱えている。
③ Cさんの気持ちを理解し、寄り添おうとしている。
④ 自分のアドバイスを聞き入れないCさんに、憤りを感じている。
⑤ 食事が原因だと息子に叱られて、納得がいかない。

〔　　　〕

問8　三男の気持ちとして、当てはまるものを2つ選びなさい。

① 両親の心情に思いをめぐらせようとしている。
② 病気を隠していた両親の気持ちを理解しようと努力している。
③ 病気のことを早く相談しなかった両親に怒りを感じている。
④ 自分たち夫婦は会社勤めがあるため、介護は母親に任せようと考えている。
⑤ 自分にも責任があると感じている。

〔　　　〕

答えは別冊p.17

まとめテスト 2

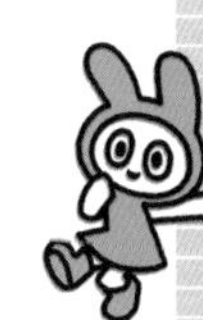

第100回午前91～93（一部改変）

＊第100回では午前91～93の三連問で出題された。午前91を問1、午前92を問2、午前93を問3とし、続く問4に実力問題を示す

Aさん（70歳、男性）は、65歳の妻と2人で暮らしている。Aさんは67歳のときに安静時に振戦が現れ、パーキンソン病と診断された。ホーン・ヤールの重症度分類ステージⅢで、要介護3である。Aさんの症状として、仮面様顔貌、小刻み歩行および前傾姿勢がある。歩行練習を行っており、時間はかかるが排泄は自分でできている。Aさんの長男夫婦は車で1時間のところに住んでおり、週末に様子を見にきている。Aさんは訪問看護を2週間に1回利用している。

HINT

パーキンソン病：進行性の病気で、脳内の＊1ドパミンが足りなくなり、運動症状（＊2無動・寡動、安静時振戦、筋強剛、姿勢保持障害）を中心に様々な症状を引き起こす。「ホーン-ヤールの重症度分類」は、Ⅰ（軽度）～Ⅴ（重度）で分類され、Ⅲは「姿勢保持障害がみられ日常生活に支障は出るが、介助なしに1人で生活ができる」とされている。

＊1ドパミンは神経伝達物質であり、運動のコントロール、感情、意欲や学習などに関係している

＊2動きが鈍くなる。顔の筋肉が無表情になる仮面様顔貌、ろれつが回らなくなるなども起こる

問1

転倒を予防するために、Aさんと妻に対して行う訪問看護師の指導で適切なのはどれか。2つ選べ。

① なるべく家の中で過ごす。
② 方向転換はすばやく行う。
③ 夜間はポータブルトイレを利用する。
④ 動きが遅いときには歩行練習を増やす。
⑤ 歩行を開始する時は、妻がかけ声をかける。

［　　　］

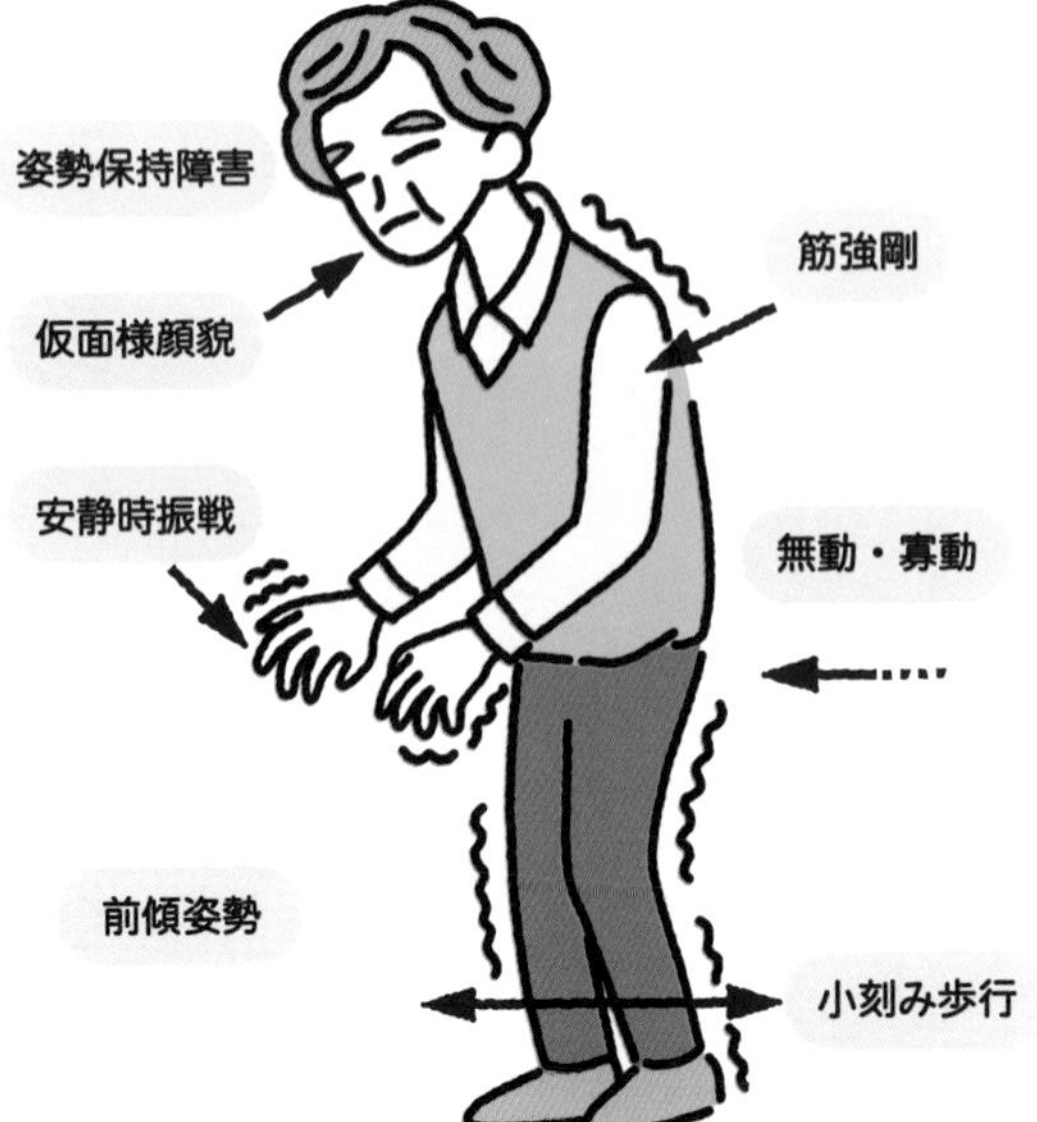

問2

Aさんは、ドパミン受容体刺激薬とレボドパ〈L-dopa〉を内服している。妻から「まったく動けない時もあれば、目を離している間に動いて、転んでいることもある」と訴えがあった。

Aさんへの対応に関する妻への訪問看護師の指導で適切なのはどれか。

① 「内服と症状との関連を観察しましょう」
② 「副作用が出ているので、お薬を止めましょう」
③ 「お薬が効いてきたら、好きなようにさせてあげましょう」
④ 「転倒の危険があるので、目を離さないようにしましょう」

〔　　　　　　〕

HINT

レボドパ：パーキンソン病は薬物治療が基本で、基本薬としてレボトパ製剤を使用し、不足したドパミンを補充する。また、ドパミン受容体刺激薬などを併用して、ドパミンのはたらきを補う。

状況設定問題は、次々と情報が追加されていくよ。最初の設定を念頭に、問題文に記された対象の特性や状況から必要な情報を抜き出して整理し、事例の患者さんや家族に必要な看護を見いだそう！

問3

妻は「今後もできる限り自宅で介護したいが、病状が進行してどんどん動けなくなってきて不安です。機能訓練すれば動けるようになるかしら」と話した。

妻の不安を緩和するための訪問看護師の行動で適切なのはどれか。

① 長男夫婦に平日の機能訓練を依頼する。
② サービス担当者会議の開催を提案する。
③ もう少しがんばって介護するように妻を励ます。
④ 訪問リハビリテーションの適応ではないと話す。

〔　　　　　　〕

問4

Aさんが元気がないので声をかけると、「この病気が進むと、認知症やうつになったりすると本で読みました。これ以上長く生きているのが怖いです。今でさえ朝から晩まで妻の時間を奪って申し訳ないのに。妻は友人も多く、外交的な人間だったんですよ」と話した。

Aさんが看護師に伝えたいことはどれか。<u>2つ選べ</u>。

① 妻に迷惑をかけているつらさ
② 病気が怖くて長生きしたくない気持ち
③ 病気の知識を得たことが、自分に悪影響を与えたこと
④ 妻と2人だけの暮らしに満足していること
⑤ 自分の世話で、妻の生活が変化してしまったこと

〔　　　　　　〕

答えは別冊p.17

まとめテスト 3

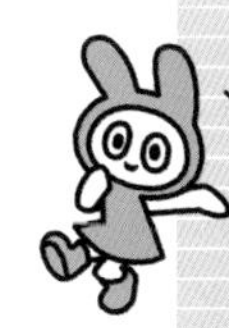

1 第104回午後118〜120（一部改変）

＊第104回では午後118〜120の三連問で出題された。今回は午後118を問1、119を問2、120を問3とした

Aさん（40歳、女性）は、アジアの出身で1か月前に日本人の夫（45歳）と娘（16歳）とともに日本に移住した。母国語以外に簡単な言葉であれば日本語と英語は理解できる。Aさんは、胸のしこりに気付き1週前に受診し、検査の結果、乳癌と診断された。今後の治療について説明を受けるため外来を受診する予定である。夫から「仕事が忙しく説明に立ち会えない。妻は日本語が上手く話せないがどうしたらいいですか」と電話があった。

問1 このときの夫への対応で最も適切なのはどれか。

① 電話で治療について説明をする。
② 英語での説明を医師に依頼すると伝える。
③ 母国語の医療通訳者について情報提供する。
④ 日本語を話せる妻の親戚に通訳を依頼するよう伝える。

〔　　　〕

問2 術前に、術後のAさんの苦痛の程度を確認する方法について説明をすることになった。苦痛の程度を確認する方法として最も適切なのはどれか。

① 日本語を覚えてもらう。
② 母国語と日本語の対応表を準備する。
③ ナースコールの利用方法を説明する。
④ まばたきをしてもらうことを説明する。

〔　　　〕

問3 入院初日。Aさんの同室の患者から、Aさんが使用している香水の香りが強く気分が悪くなるので何とかしてほしいという訴えがあった。病棟では香水の使用を禁止している。看護師が香水の使用をやめるように説明すると、Aさんは医師から何も言われていないと話した。

Aさんへの対応で最も適切なのはどれか。

① 個室の利用を勧める。
② 同室の患者を説得する。
③ 禁止されている理由を説明する。
④ 医師の許可があればよいと説明する。

〔　　　〕

2 第90回午後25～27（一部改変）

＊第90回では午後25～27の三連問で出題された。今回は午後25を問4、午後26を問5、午後27を割愛、続く問6に実力問題を示す

85歳の女性。共働きの息子夫婦と同居し、日中は一人で過ごしている。白内障があり、視力は0・3程度である。階段でつまずき、転倒し、大腿骨頸部骨折を起こし、人工骨頭置換術を受けた。術後4週には杖歩行になったが、歩行はやや不安定で、訓練時になると表情は硬くなった。看護師が訪室すると、「歩く練習を頑張っているからもうすぐ自宅に帰れると楽しみにしていたのに、さっき、息子が来て家でひとりにしておくのが心配だからしばらく施設に入ってほしいって。まだ自分でできないこともあるから何も言えなかったけど、なんだかとても惨めな気分」と話し、肩を落としている。

問4 患者の転倒に関連しない因子はどれか。

① 85歳
② 女性
③ 階段
④ 白内障

〔　　　〕

問5 患者が看護師に最も伝えたかったことはどれか。

① 損なわれた自己決定
② 家族介護の負担
③ 再転倒への恐怖
④ 家屋改造の負担

〔　　　〕

問6 この患者が「惨めな気分」で肩を落としている理由として、最も適切なものを選びなさい。

① 息子に施設に入ってほしいと言われたから。
② 退院を楽しみにしていたから。
③ まだ自分でできないことがあるから。
④ 歩く練習を頑張れないから。

〔　　　〕

答えは別冊p.18

まとめテスト 4

何問できたかな？

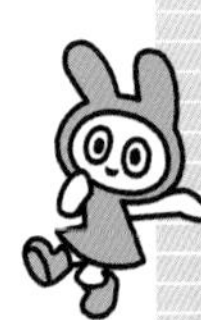

次の文章を読んで、後の問いに答えなさい。

新橋花子さんは54歳の女性であり、夫と子供2人（長女：大学4年生、長男：高校3年生）の4人暮らしである。夫とともに、自宅と同じ敷地内で社員6人の小規模なネジ工場を経営している。最近の原材料費高騰の影響を受けて工場経営が悪化しており、この1か月間は心配でよく眠れず、食欲が低下していた。これまでは好き嫌いもなく、夫は「妻はもともとは食べることが大好きで、よく食べるんです。でも最近は、すっかり小食になってしまって」と話している。趣味はカラオケで、毎週土曜日の午前中に、友達とカラオケボックスで2時間ほど過ごすことがストレス解消につながっている。喫煙や飲酒はしない。既往歴もなく、入院は出産時のみである。

新橋さんは、本日の起床時に息苦しさを感じたが、いつもどおりに9時から工場で働いていた。11時頃より悪寒が出現し、息苦しさが強くなり、咳込み、座り込んで動けなくなった。夫の運転で病院を受診、胸部X線検査で右肺に陰影がみられ、細菌性肺炎と診断され入院となった。新型コロナウイルス感染症（COVID-19）も疑われたため、PCR検査も実施されたが、結果は陰性であった。

入院時のバイタルサインは、体温：38・2℃、血圧：146／72 mmHg、脈拍：92回／分、呼吸：32回／分、SpO_2：91％であった。からだのだるさと、深く息を吸ったときの胸の痛みを訴え、肺の聴診では肺胞音減弱、右上葉から中葉にかけて断続性の副雑音が聴取できた。新橋さんは、「元気だけが取りえなのに……息苦しくて……咳と痰が出てして……あまりお話ができません……情けない」と浅く大きく肩で呼吸をしている。

輸液と酸素吸入が開始され、しばらくすると新橋さんは眠ってしまった。睡眠中の呼吸は17回／分、SpO_2は97％である。

付き添っている夫は心配そうであり、「1週間ぐらい前から、咳が出ると言っていました。よくかぜをひくので、今回もかぜだと思って市販薬を飲んでいたみたいです。今はちょうど工場が忙しくて、いろいろ心配もあって休ませられなくて。この2日間は夕飯を作っても自分は食べないで、疲れたと言って早く布団に入っていました。朝も昼もちょっとしか食べなくて心配だったのですが……病院に行くように言っても、大丈夫だから心配しないでと……」と話している。

問1

ステップ①「看護の対象」、②「主な疾患」を、文中から抜き出しなさい。

看護の対象〔　　　　〕

主な疾患〔　　　　〕

ここからは、78頁のステップを振り返りながら進めよう！

問2

ステップ③「時系列」（入院までの経過）をまとめなさい。

1か月前から、（　　　　）

1週間前から、（　　　　）

2日前から、（　　　　）

本日の入院前は、（　　　　）

問3

入院時の新橋さんの状態に関する情報を、①は5つ、②は3つ抜き出しなさい（解答は①が5つ以上、②が3つ以上存在する）。

①客観的情報

（　　　　）
（　　　　）
（　　　　）
（　　　　）
（　　　　）

②主観的情報

（　　　　）
（　　　　）
（　　　　）

問4

新橋さんの心理的側面の情報を3つ抜き出しなさい（解答は3つ以上存在する）。

（　　　　）
（　　　　）
（　　　　）

問5

新橋さんの社会的側面の情報を3つ抜き出しなさい（解答は3つ以上存在する）。

（　　　　）
（　　　　）
（　　　　）

問2でまとめた経過と問3の入院時の状態によって身体面の状況がわかりやすくなるね。続いて問4、問5では、心理・社会的側面の情報も整理して、事例の理解を深めよう

答えは別冊p.18

まとめテスト 5

何問できたかな？

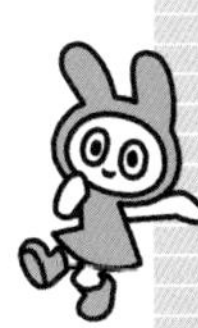

次の文章を読んで、後の問いに答えなさい。

　神田一郎さんは78歳の男性で、妻と長男夫婦、その息子（高校生）の5人暮らしである。15年前に会社を定年退職した。現在は年金生活で、経済的な不安はなく暮らしている。写真を撮るのが趣味で、地域の高齢者の写真サークルに所属し、半年に1回は仲間と撮影旅行に行く。3か月後の撮影旅行の幹事であり、電車や宿の手配で最近は忙しくしていた。食事は毎日規則的に3回摂取し、好き嫌いもない。40年間15本／日の喫煙をしていたが、定年を機に禁煙した。毎日、ビール500mLの晩酌をする。

　神田さんは、2か月前より坂道や階段を上るときに動悸や息切れを感じていた。3週間ほど前からは、平地を歩いても息苦しくなることや足がむくんで靴がきついことがあったが、旅行の準備で忙しく家族には黙っていた。5日前から、顔のむくみや、夜間は床につくと咳が出て眠れないことなどに妻が気づいた。

　本日の昼食後、呼吸困難と動悸を訴えて立ち上がれなくなった。妻が救急車を要請し、かかりつけの総合病院に搬送され、心不全と診断されて入院となった。救急車内で経鼻で酸素吸入2L／分が行われ、呼吸困難は改善している。

　入院時は、体温：36・6℃、血圧：178／102mmHg、脈拍：122回／分、呼吸：23回／分、SpO_2は酸素吸入下で95％であった。意識は清明であるが、皮膚湿潤、末梢冷感、下腿浮腫がみられた。胸部X線検査での心胸郭比は63％、胸水はなく、肺血管陰影の増強がみられた。

　神田さんの妻は、「（一郎さんは）おいしいものが大好きで、塩辛いものをよく食べるんです。でも血圧が心配で、脂肪と塩分を控えるようにお医者さんに言われているのですが……食事を作っている私の責任でしょうか？　それでこんな病気になってしまって」と涙ぐみながら話した。

　既往歴として、55歳のときに会社の健康診断で高血圧を指摘され内服治療を開始、68歳のときに直腸がんの手術を受けストーマを造設している。ストーマの管理は自立している。

　医師からの病状説明の後、妻は看護師に「先生の説明が難しくて半分もわからない。こんなに苦しそうで……お父さんは死んじゃったりしませんよね？」と話し、涙を流した。神田さんはまだ息苦しそうではあるものの妻に向かって「もう大丈夫だから……先生が……ふぅふぅ…きちんと治してくれる。心配いらないよ」と声をかけた。

　妻が帰ると、神田さんは、「最近便秘気味で、息苦しいのはそのせいだと思っていた。10年前にがんで人工肛門になって、もうこれ以上は妻に心配をかけたくなかったのに」と話した。

この事例は、既往歴が主疾患に大きく影響しているね！

ここからは、78頁のステップを振り返りながら進めよう！

問1 ステップ①「看護の対象」、②「主な疾患」を、文中から抜き出しなさい。

看護の対象〔　　　　　　〕

主な疾患〔　　　　　　〕

問2 ステップ③「時系列」（入院までの経過）をまとめなさい。

2か月前から、〔　　　　　　〕

3週間前から、〔　　　　　　〕

5日前から、〔　　　　　　〕

本日の入院前は、〔　　　　　　〕

問3 入院時の神田さんの状態に関する情報を、①は5つ、②は1つ抜き出しなさい（解答は①は5つ以上存在する）。

①客観的情報

〔　　　　　　〕

〔　　　　　　〕

〔　　　　　　〕

〔　　　　　　〕

〔　　　　　　〕

②主観的情報

〔　　　　　　〕

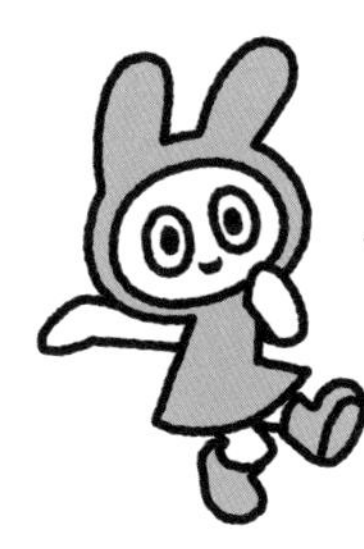

問2の経過と問3の入院時の状態を整理すると、身体面の様子が把握しやすくなるね。続いて次頁の問4では、既往歴と今回の入院との関連が見えてくるよ！

問4

既往歴に関連する情報を2つずつ抜き出しなさい（解答はそれぞれ2つ以上存在する）。

①高血圧

［　　　］

［　　　］

②直腸がん

［　　　］

［　　　］

入院につながった主疾患と既往症を関連づけてまとめると、身体的側面について把握しやすくなるね。続いて心理・社会的側面の情報も整理して、事例の理解を深めよう

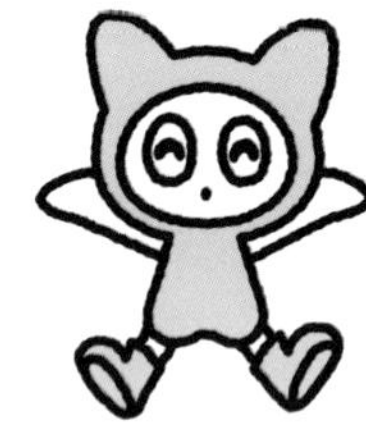

問5

神田さんの心理的側面の情報を1つ抜き出しなさい。

［　　　］

問6

神田さんの社会的側面の情報を3つ抜き出しなさい（解答は3つ以上存在する）。

［　　　］

［　　　］

［　　　］

You did it!

答えは別冊p.19

著者

田中 美穂

東邦大学医学部　非常勤講師

田中 周一

昭和大学　特任教授

看護学生のための 基礎からはじめる

国語ドリル〈別冊解答つき〉

定価（本体1,500円+税）

2024年5月31日　第1版第1刷発行

著　者　田中美穂© 田中周一©　〈検印省略〉

発行者　亀井　淳

発行所　株式会社 メヂカルフレンド社

〒102-0073　東京都千代田区九段北3丁目2番4号

麹町郵便局私書箱第48号　電話（03）3264-6611　振替 00100-0-114708

https://www.medical-friend.jp

Printed in Japan　落丁・乱丁本はお取り替え致します。

印刷・製本／シナノ書籍印刷株式会社

ISBN978-4-8392-1735-8　C3347

107191-115

看護学生のための 基礎からはじめる 国語ドリル

別冊解答

メヂカルフレンド社

解答・解説

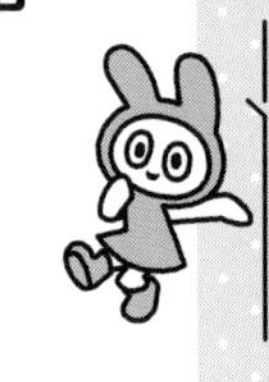
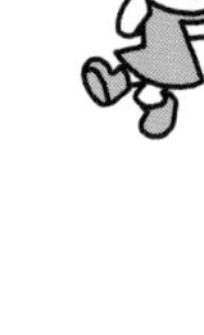
何問できたかな？

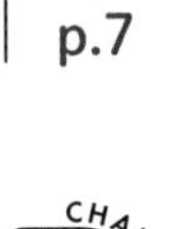

CHAPTER 1 漢字 二字熟語

p.7

問1 ア　問2 ア　問3 ウ
問4 イ　問5 ウ　問6 イ

解説　問1「剥離」は「はがれる（表面のものが取れる）」「離れる」という似た意味の漢字の組み合わせである。問2「寒冷」は似た意味の漢字の組み合わせだが、反対の意味の漢字の組み合わせとしては「寒暖（かんだん）」がある。

CHAPTER 1 漢字 月を含む漢字

p.9

問1
① 脳　② 肺
③ 心臓　④ 肝臓
⑤ ちゅうぶ　⑥ たんのう
⑦ 腎臓　⑧ すいぞう
⑨ 膀胱　⑩ 骨
⑪ きょうぶ　⑫ じょうわんぶ
⑬ ふくぶ　⑭ ようぶ
⑮ 胃　⑯ ひぞう
⑰ 大腿部　⑱ しつぶ
⑲ ひふくぶ

CHAPTER 1 漢字「疒」と「广」の漢字

p.11

問1 かいせん　かゆ(み)
問2 はくせんきん
問3 どうみゃくりゅう
問4 ねんちゅうたん
問5 かひ
問6 じんましん
問7 びらん
問8 臥床
問9 易疲労感
問10 疼痛
問11 既往歴
問12 胃瘻造設

CHAPTER 1 漢字 身体の部位を含む漢字

p.13

問1 がんけん　しゅんもく
問2 ふんもん　じゅうにしちょう
問3 しゅしょう　そくてい
問4 しょうこつぶ　じょくそう
問5 だいだえきせん　じかせん　がくかせん　ぜっかせん
問6 だっすい　じゃっき
問7 横隔膜　吸息筋
問8 口唇
問9 母指　母趾
問10 挿入　抜去
問11 罹患

CHAPTER 1 漢字 医療用語で頻出の漢字

p.15

問1 せんじょう
問2 かてい　しんちょく
問3 そうよう　さっかそう
問4 かんそく　けんそく
問5 どうこう　さんちょうこう
問6 ごえんせい
問7 ざんさ
問8 不活化
問9 咳嗽　飛沫
問10 触診　診察
問11 遂行
問12 還流　循環動態

CHAPTER 1 漢字 医療用語と一般用語

p.17

問1 （医療用語の読み）おそ　（一般的な読み）つわり
問2 （医療用語の読み）とうがいこつ　（一般的な読み）ずがいこつ
問3 （医療用語の読み）のう　（一般的な読み）うみ
問4 （医療用語の読み）ましん　（一般的な読み）はしか
問5 （医療用語の読み）げんうん　（一般的な読み）めまい
問6 （読み）ぞうあく　（意味）ア
問7 （読み）どせき　（意味）イ
問8 （読み）しんしゅう　（意味）イ
問9 （読み）しんせん　（意味）ア

CHAPTER 1 漢字 まとめテスト 1

p.18

問1 ちょうこつきょく　れつりこっせつ
問2 ひこつ　けいこつ
問3 こうげんびょう
問4 たんのう　きろくぶ　しんかぶ
問5 しろうせい　ひしぶんぴつ
問6 みゃくらくまく　きょうまく
問7 けん　ひまく　けんしょう
問8 ひふ　ぜいじゃくか
問9 とんぷくよう　やくたい
問10 こうしゅく　しい
問11 きょうつい　ぶんき
問12 脈拍　橈骨動脈
問13 鼓膜　外耳　中耳
問14 脳脊髄液
問15 涙腺　涙点
問16 骨盤高位
問17 腸閉塞
問18 下肢　長座位
問19 不整脈　頻脈　徐脈
問20 接種　上腕
問21 椎骨　椎孔　脊柱　脊髄
問22 大動脈弓　腕頭（動脈）　総頸（動脈）　鎖骨下（動脈）

CHAPTER 1 漢字

まとめテスト 2

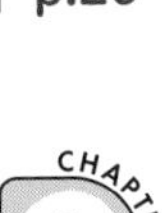

p.20

問1 かんじょう
ろうこう
たいひょう

問2 しんぶじょうみゃくけっせんしょう
はいそくせんしょう

問3 たいじょうほうしん

問4 (るい)そう
じょくそう

問5 おうだん

問6 ききょう
きょうまくゆちゃくじゅつ

問7 げり
しりやく

問8 あしびょうへん
あしえそ

問9 こうしん
そうしょう

問10 そうしょう
にくげそしき
はんこん

問11 前庭(神経)
内耳(神経)

問12 肺尖
肺底

問13 廃用

問14 作用機序

問15 発疹

問16 療育

問17 (ヒト)免疫不全(ウイルス)
(後天性免疫不全)症候群

問18 菌血症
敗血症

問19 呼名反応

問20 鎮咳去痰

問21 痙縮
拘縮

CHAPTER 1 漢字

まとめテスト 3

p.22

問1 ふんごう
ほうごう
ろうこう

問2 とけつ
かっけつ

問3 けいみん

問4 かんけつせいはこう

問5 びくう
びろう

問6 した・ぜつ
みらい

問7 ぎょうけつ
こんわ

問8 もうちょう
ちゅうすい

問9 かびん
けいこう

問10 えんしんせい
きゅうしんせい

問11 きゅうてつはんしゃ
だいのう

問12 黄体(ホルモン)
卵胞(ホルモン)

問13 吸気
拡散

問14 造血幹(細胞)

問15 屈筋
伸筋
拮抗

問16 近位尿細管
遠位尿細管

問17 伸縮

問18 抗原提示

問19 子宮頸(部)
子宮体(部)

問20 前頭葉
言語中枢
側頭葉

問21 透析(療法)
腹膜

問22 代替(エネルギー)

CHAPTER 1

漢字

まとめテスト 4

p.24

問1 ①(読み) がいそう ②(意味) イ

問3 ①(読み) ぜんめい ②(意味) ア

問5 ①(読み) きつぎゃく ②(意味) イ

問7 ①(読み) がんそう ②(意味) イ

問9 ①(読み) りゅうぜん ②(意味) ア

問11 ①(読み) しんぎん ②(意味) イ

問13 ①(読み) かどう ②(意味) イ

問15 ①(読み) えんぱい ②(意味) ア

問2 ①(読み) ふしゅ ②(意味) イ

問4 ①(読み) させい ②(意味) イ

問6 ①(読み) ほっせき ②(意味) ア

問8 ①(読み) かんかい ②(意味) ア

問10 ①(読み) とうかん ②(意味) イ

問12 ①(読み) ふおん ②(意味) イ

問14 ①(読み) しゅうめい ②(意味) イ

CHAPTER 2

敬語

敬語の種類

p.27

問1 尊敬語① なさる 丁寧語② します

問2 尊敬語① いらっしゃる 丁寧語② います

問3 尊敬語① いらっしゃる／おいでになる／お越しになる／お見えになる 丁寧語② 来ます

問4 謙譲語① いたし ② おり ③ 参り／うかがい

問5 誤：おっしゃって

問6 誤：ご覧になり

問7 正

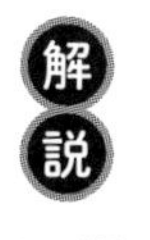

問2①の「いる」を表す尊敬語は「いらっしゃる」や「おいでになる」。前者には「来る」「行く」、後者には「来る」という意味もある。

問5は通常の表現なら「言って」。言ったのは自分ではなく患者さんなので、「おっしゃって」という尊敬語を使う。問6は通常の表現なら「見（ます）」。見るのは相手なので、「ご覧ください」という尊敬語を使うのが適切である。

問7は通常の表現なら「言って」。お礼を言ったのは患者さんなので、尊敬語である「おっしゃって」は適切である。

CHAPTER 2 敬語

敬語の性質

p.29

問1 尊敬語① 召し上がる
謙譲語② いただく
丁寧語③ 食べます

問2 尊敬語① お会いになる／会われる
謙譲語② お目にかかる／お会いする
丁寧語③ 会います

問3 尊敬語① いらっしゃる
謙譲語② 参る／うかがう
丁寧語③ 行きます

解説 問1「食べる」①尊敬語「召し上がる」は特別な言葉を使った表現。問2「会う」②謙譲語の「お目にかかる」は特別な言葉を使った表現。「お～する」という表現を使い「お会いする」でもよい。問3「行く」②謙譲語は実際の会話では、丁寧語を組み合わせて「参ります」「うかがいます」とすることが多いだろう。

Point 二重敬語とは

よく耳にする「お召し上がりになる」は正しいのでしょうか。これは「お～になる」と「召し上がる」という同種の敬語を重ねて使った「二重敬語」といわれるものです。二重敬語は一般的には不適切とされますが、「お召し上がりになる」は、習慣として定着しているものとされています。

CHAPTER 2 敬語

敬語の使い分け

p.31

問1 C：いただく
問2 A：くださった／いただいた
問3 B：くださった
問4 B：くださる
問5 C：いただく

解説 Aは尊敬語と謙譲語、Bは尊敬語、Cはとなる。問2は「くれた」相手への尊敬、「もらった」自分の謙譲、どちらの意味にもとれる。問4、問5の差異は、助詞「が」と「に」の部分のみであるが、これによって主語がどれかわかるので、尊敬語・謙譲語のどちらが適切か判断できる。

Point 音読み・訓読みとは

音読みとは、昔の中国語の発音に基づく読み方であり、訓読みとはもともと日本語にあった言葉に漢字をあてた読み方である。たとえば「血」は、音読みでは「けつ」と読み「採血」「血流」などと用いられ、訓読みでは「ち」である。「測」は、音読みでは「そく」と読み「測定」「測度」などと用いられ、訓読みでは「はか（る）」と送り仮名が付く。

CHAPTER 2 敬語

まとめテスト 1

p.32

問1 お立ちください
問2 お計りください
問3 お話しください
問4 お聞きください
問5 ご利用ください
問6 ご着席ください
問7 お会いください
問8 なさってください
問9 お入りください
問10 お出になってください
問11 いらしてください
問12 お買いください／お求めください／
問13 お着替えください／お召し替えください
問14 ご覧ください
問15 お食べください／召し上がってください／お召し上がりください／
問16 お貸しします
問17 お拭きします
問18 お伝えします
問19 お待ちします
問20 お尋ねします
問21 ご案内します
問22 ご紹介します
問23 いたします
問24 申します／申し上げます
問25 拝見します
問26 お聞きします／うかがいます／拝聴します
問27 差し上げます
問28 いただきます／頂戴します／拝受します／賜ります

解説 問1「立つ」～問4「聞く」など、訓読み動詞の場合は、文頭に「お」を付ける。問5「利用する」と問6「着席する」は、いずれも音読みの動詞で、この場合は、基本的には「ご」を付ける。問12「買う」の尊敬語「お求めになる」は、「お買い求めになる」を短縮した婉曲（遠まわし）表現である。問21、22は、前述の問5、6と同じ理由で、文頭に「お」ではなく「ご」を付ける。問24～29は特別な言葉を使った表現である。

CHAPTER 2 敬語

まとめテスト 2

p.34

問1 ①（ご報告）します／いたします ②（お時間を）いただけますか
問2 ①行いました ②しました
問3 ①でした ②ありませんでした ③していました／していらっしゃいました ④おっしゃいました
問4 イ　問5 ア　問6 ア　問7 イ
問8 イ　問9 ア　問10 イ　問11 イ

解説 基本的には名詞の頭に「ご」や「お」を付けたり、ですます調に直すだけでよい。これらの問題のなかで、間違えやすいのは問3④。息苦しいと話していたのは患者なので、「おっしゃいました」と敬語を用いる。また、問3②を「なかったです」とするのは厳密には正しくありません。
問5の「される」は尊敬語。ほかに「外出なさる」という言い方もある。問6も同様で、「休憩される」という言い方ができる。問7のアは敬語を使う場合は「ご容体」とする。

CHAPTER 2

敬語

まとめテスト 3

p.36

問1 ウ　問2 ア　問3 イ　問4 ア　問5 ア
問6 ウ　問7 イ　問8 ウ　問9 イ　問10 ア
問11 ウ
問12 安定しました　問13 召し上がった
問14 いたす　問15 お伝えになる
問16 申します　問17 お待ちになる
問18 お話しする　問19 してくださる
問20 よろしいですか　問21 していただいた
問22 です　問23 いらっしゃる／おいでになる／お越しになる／お見えになる

解説 **問7**の「させていただく」は、よく見る表現だが、適切な使用を心がけたい。この形式は、自分が行うことを、「①相手または第三者の許可を受けて行う」「②そのことで恩恵を受けるという事実や気持ちがある」の二条件を満たす場合に使用するのが適切である。そうでない場合に使用すると、必要以上に長く無駄が多い表現となるので注意が必要である。

問14は「いたす」が正解だが、会話においては通常、「いたします（します）」のように丁寧語を加えて用いる。**問16**は「申します」が正解だが、堅い印象となるため、患者さんに話すときは「田中と言います」や「田中です」など丁寧語だけ用いる言い方でもよいだろう。

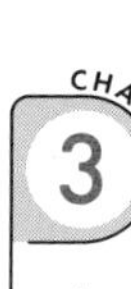

CHAPTER 3

文法

接続詞の基本

p.39

問1 ア　問2 オ
問3 イ　問4 カ
問5 ①なぜならば　②そのうえ　③かつ　④また
問6 ①ただし　②ともあれ　③でも　④もしくは

解説 その接続詞の意味を理解したうえで、前後の文章をしっかり読むことが正しい接続詞を選ぶポイントである。**問6②**「ともあれ」は、「いずれにせよ」「とにかく」といった意味がある。

CHAPTER 3

文法

連体詞の基本

p.41

問1 いかなる　問2 大きな
問3 この　問4 あらゆる
問5 いろんな　問6 いわゆる
問7 たいした　問8 小さな
問9 わが　問10 とんだ

解説 連体詞は名詞を修飾し、詳しく説明するための言葉であり、前後の文章や語句が問題を解くヒントとなる。**問5**はほかの選択肢も日本語としては必ずしも誤りではないが、内容的に必ずしもそうとは限らないので「いろんな」が正解となる。

CHAPTER 3 文法

指示語

p.43

問1　倫理綱領

問2　カウンセリング（を受けたこと）

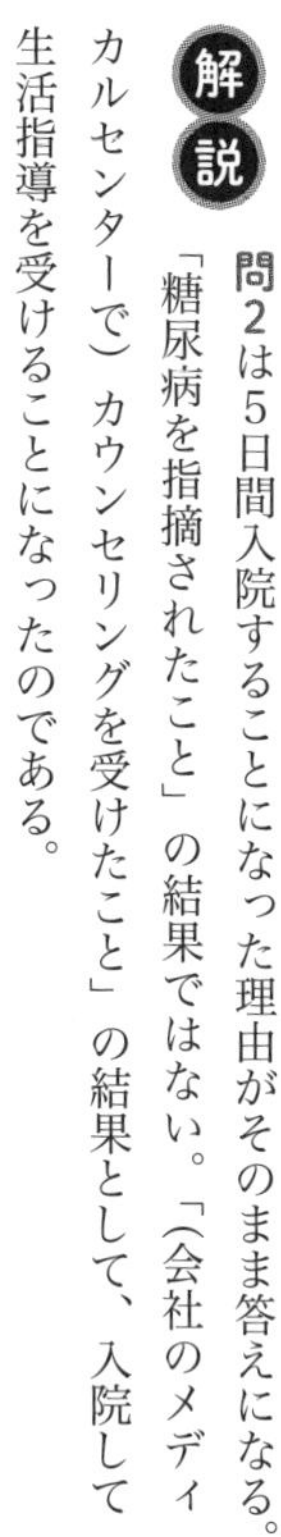

解説　問2は5日間入院することになった理由がそのまま答えになる。「糖尿病を指摘されたこと」の結果ではない。「（会社のメディカルセンターで）カウンセリングを受けたこと」の結果として、入院して生活指導を受けることになったのである。

CHAPTER 3 文法

文章のルール

p.45

問1　なった　　問2　わかったら

問3　書かれた　　問4　間に合う

問5　思い出される　　問6　取り組んでいた

解説　問1、4、6は時制を整える。問2は副詞の呼応のルールを守る。問3、5は受け身の形にする。

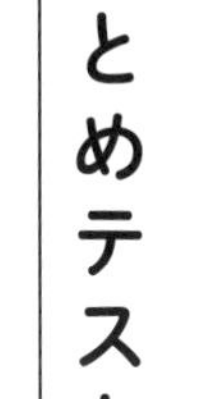

CHAPTER 3 文法

まとめテスト 1

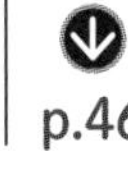

p.46

問1　エ　　問2　ア

問3　エ　　問4　イ

問5　オ　　問6　ア

問7　エ　　問8　カ

問9　イ　　問10　オ

問11　この　　問12　いろんな

問13　あらゆる　　問14　いわゆる

問15　いかなる　　問16　後悔しない

問17　起きられる　　問18　している

問19　話して　　問20　のようだ

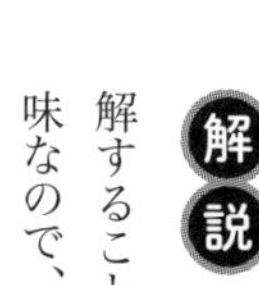

解説　問1〜10に不正解があった場合は、p.38を読み直して接続詞について復習しよう。順接、逆接は使用頻度が高いので、確実に理解すること。問16「後悔」は「自分の行いをあとで悔いること」という意味なので、「あとで」は不要である。問17はら抜き言葉であり、正しくは「起きられる」が正解である。

文法

まとめテスト2

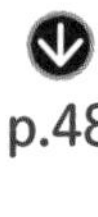

p.48

1
問1 看護技術
問2 ①オ ②ウ ③ア
問3 ア

2
問4 ①キ ②エ ③カ ④ウ
問5 自分自身は決して感じたことのない他人の感情のただ中へ自己を投入する能力をこれほど必要とする仕事

文法

まとめテスト3

p.50

問1 (近年の科学技術の進歩が)生命倫理とかかわる
問2 (前者)再生医療への大きな期待が寄せられている(こと)
(後者)倫理的な面で定まった見解に至っていない(こと)
慎重な取り扱いが求められている(こと)
問3 テクノクラート、上級職の技術官僚
問4 (最初)社会問題と
(最後)実施される(ような社会的意思決定プロセス)

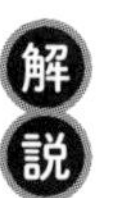

解説 問1は「問題」という単語がヒントになる。問3は「これら」の後に続く「参与」という単語がヒントとなり、人物あるいは組織であるとわかる。

文脈読解

情報を整理してみよう

p.53

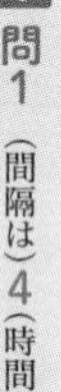

1
問1 (間隔は)4(時間)

2
問2 (摂取量)2250mL、(排泄量)2400mL
問3 (水分出納は)マイナス(に傾いている)

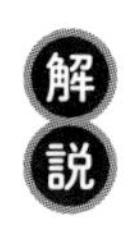

解説 **1** 問1 8時：失禁（正確な時間はわからない）、9時：尿意・失禁なし、12時：排尿、16時：排尿、18時：尿意・失禁なし、21時：失禁（正確な時間はわからない）。8時から1時間後の9時には尿意なし、失禁から4時間以上後の12時と、その4時間後の16時に排尿がみられた。その5時間後の21時には、すでに失禁していたことから、トイレ誘導の間隔は4時間が望ましい。

2 問2 摂取量は飲水800mL＋代謝水250mL＋点滴静注薬200mL（100mL×2回）＋食事1000mL。排泄量は排尿1500mL＋不感蒸泄900mL。これにより問3は排泄量が多いため、マイナスに傾くことになる。

CHAPTER 4 文脈読解

図を描いてみよう

p.55

1 問1 ① 6（日） ② 嵐

2 問2 ① 7時4分 ② 8時50分 ③ 51分

解説 **2** 問2①はB駅の電車発車時刻が7時32分であり、そこから歩行時間28分を引くと7時4分となる。問2②は所要時間はB駅から電車26分、徒歩5分の後、C駅から電車32分、D駅からバス15分で学校に到着するため、合計78分となる。7時32分に78分足すと8時50分となる（※B駅7時32分発から、それぞれの所要時間を足す方法もある）。問2③は今日家から学校までかかった時間106分から、普段かかる時間55分を引く。

問2

【ふだん】

7時20分：家
↓ 徒歩
A駅
↓ 電車など
8時15分：学校
（合計55分）

【今日】

7時 4分：家
↓ 徒歩28分
7時32分：B駅
電車26分
↓ 乗り換え5分
8時 3分：C駅
↓ 電車32分
8時35分：D駅
↓ バス15分
8時50分：学校
（合計106分）

9時00分：1限

106分－55分＝51

CHAPTER 4 文脈読解

まとめテスト 1

p.56

1 問1 ① 77歳・83歳 ② 88歳 ③ 77歳 ④ 83歳 ⑤ 85歳

問2 6（人）

2 問3 ① 1（人／Cちゃん） ② 3（人／A・C・Dちゃん） ③ 2（人／A・Cちゃん） ④ 3（人／A・B・Cちゃん） ⑤ 2（人／A・Bちゃん） ⑥ 2（人／C・Dちゃん） ⑦ 2（人／A・Cちゃん）

問4 ① 6歳（Aちゃん） ② 6歳（Cちゃん） ③ 7歳（Bちゃん）・5歳（Dちゃん） ④ 6歳（Aちゃん）・7歳（Bちゃん） ⑤ 6歳（Cちゃん）・5歳（Dちゃん） ⑥ 6歳（Aちゃん）・6歳（Cちゃん）

解説 **1** 問1、問2 4人の兄弟姉妹について、それぞれの年齢と特徴（住居、デイサービスや訪問看護の利用状況、子どもの状況など）を整理すると把握しやすくなる。
2 問3、問4 情報量が多いので、4人の小児それぞれの年齢、性別、予定されている検査、入院時の測定値（身長、体重、体温、呼吸数、脈拍）を、表を作成して整理してから考えるとよい。

文脈読解 まとめテスト2

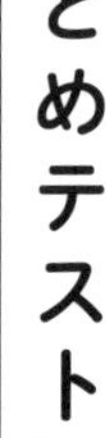

p.58

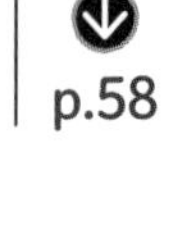

1
問1 ①(長男の伯父)61歳(歳)　②(次男の伯父)57(歳)
問2 ①(兄)25(歳)　②(私)19(歳)
問3 女性
問4 5(名)

2
問5 ①(祖父)74(歳)　②(曾祖母)109(歳)
問6 ①4(人)　②(続柄)長男、長女、次女、次男
問7 ①(5人家族)12(世帯)　②(4人家族)45(世帯)
③(2人家族)10(世帯)　④(全世帯数)67(世帯)
問8 ①(長ネギ)5628(本)　①(白菜)2814(玉)

解説

1 問1①は伯母64歳から3歳引く。問1②は長男61歳から4歳引く。問2①は61歳の伯父と干支が同じなので12歳を引いていくと、20歳代は25歳のみである。問2②は兄25から6歳引く。問3は一姫二太郎であるため、女性である。問4は伯母の子ども2名、伯父の子ども1名、自分と兄の5名となる。

2 問5①は5年前に亡くなっているので2019から1945を引く。問5②は祖父を32歳で生んでいるため、1945年から32を引いて1913年生まれだとわかる。3回忌は命日から丸2年で行うので2022年に亡くなっている。2022から1913を引くと109歳となる。問7②は180人を4人で割ると45、③20人を2人で割ると10、①は残り260人の町民のうち4人家族と2人家族の人数を引いた60人を5人で割ると12となる。問8①は長ネギ1日2本に全世帯数67と日数をかける。②は白菜1日1玉に全世帯数67と日数をかける。

文脈読解 まとめテスト3

p.60

1
問1 ①(雨の日)月、水、木、金曜日
②(晴れの日)火、金、土曜日

2
問2 水(曜日)
問3 3(日間／火・水・金曜日)

3
問4 ①81(席)　②41(席)
問5 7万8千(円)
問6 F-え(番)
問7 ①E-お(番)　②可能

解説

3 問4①は縦(A〜I)9席、横(あ〜け)9席をかける。問4②は奇数列5人掛け×5列、偶数列4人掛け×4列を足す。問5は(1500円×81席)から(1500円×29席)を引く。問6①は縦横ともに9列あるため、真ん中は縦5列目・横5番目の席である。問7②はE列は「あ・う・お・き・け」に着席できる。

問1

月	火	水	木
雨	晴	雨	雨

金	土	日
雨/晴	晴	曇

問2・3

月	火	水	木
ADE	ABCD	ABCDE	D

金	土	日
BCDE	AD	DE

問4〜7

縦＼横		1 あ	2 い	3 う	4 え	5 お	6 か	7 き	8 く	9 け
1	A	✓		✓		✓		✓		✓
2	B		✓		✓		✓		✓	
3	C	✓		✓		✓		✓		✓
4	D		✓		✓		✓		✓	
5	E	✓		✓		✓		✓		✓
6	F		✓		✓		✓		✓	
7	G	✓		✓		✓		✓		✓
8	H		✓		✓		✓		✓	
9	I	✓		✓		✓		✓		✓

CHAPTER 5 長文読解

長文を読み解く

p.63

問1 思考パターンは変化し(する)／理性的な面は薄れ(る)／感情的になりがち(である)／依存性が著しく助長され(る)／不安と抑うつに陥る／判断は錯誤し(する)／自己抑制が失われる／幻覚や精神的・肉体的異常反応を示す(※以上から5つ)

問2 病人としての内的(世界)

問3 疾病それ自体(と区別されない)

問4 (人間は)精神身体的存在(であるから)

解説 問1は「より複雑な事態がつくり出される」の後に、複数の具体例が記されているので、そこから5つ抜き出す。

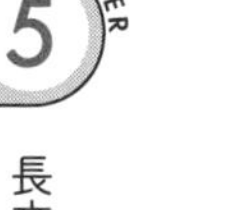

CHAPTER 5 長文読解

図表を伴う文章読解

p.65

問1 ①イ ②ウ ③ア

問2 ④ア ⑤ウ ⑥イ

解説 図1の空欄は、全体の流れと個々の語句の意味をきちんとつかむことができれば無理なく埋められる。図2は、図1の「問題に直面」に相当するものが欠けているが、これに当たるものは患者の存在であり、看護過程においては患者の存在は自明であるため、その明示がなく「情報収集」から流れが始まる。

CHAPTER 5 長文読解

まとめテスト 1

p.66

1

問1 イ

問2 自分自身は決して感じたことのない他人の感情のただ中へ自己を投入する能力(35字)

問3 他者を理解すること(9字)

2

問4 (看護師が)意図的に行う／意識して行う

問5 患者に対する関心

問6 ウ

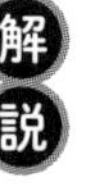

解説 **1** 問1は、ナイチンゲールが述べた内容をきちんと整理し、正しく理解することで答えを導くことができる。問2、問3は文章をよく読み、何を指しているかを理解することが重要である。**2** 問4は本文の「看護師が意図的に、視診、触診、打診、聴診などにより、その意味を理解しようとすること」または「看護師が意識して観察しようと思わなければできないもの」に当たる。これを指定の文字数に入るよう要約する。問6は本文中と同じ表現で記されているものを選択する。

長文読解 まとめテスト2

p.68

問1 ①ア　②オ　③キ
問2 エ
問3 ①(子どもに)託した夢
②(子どもに)託した希望
③(子どもに)託した未来
④(子どもに)費してきた時間
⑤(子どもに)費してきた労力
⑥(子どもに)費してきた財貨
⑦(子どもとの)間に形成してきた愛の絆
(※①～⑥順不同)
問4 第1=罪責感　イ、ウ
第2=怒り　ア、カ
第3=空想形成や幻想　エ、オ

解説　**問2**のア・ウは一般的には当てはまるように思えるが、本文で述べられていない。**イ**は本文中にあるが、「大きな衝撃を与える理由」ではない。**問3**は、問題文にある「子どもの死に直面」と書かれている部分が、本文中の2段落目冒頭の「親は、たいていの場合、子どもの死に直面し、茫然自失する」に対応する。この文の後に具体例が示されているので、そこから抜き出す。

Point 問題文を最後までよく読む

p.69で述べているように、問題文には「すべて選べ」「2つ選べ」のように条件が設定されていることがあります。看護師国家試験にも、「2つ選べ」「誤っているものを選べ」などといった問われ方をする問題が出題されています。見落としをしないよう、問題文をきちんと最後まで読む習慣を今から身につけましょう。見落としは国試ばかりでなく、看護師としての業務を問題なく遂行するうえでも大きな障害となり得ます。

長文読解 まとめテスト3

p.70

問1 イ、エ
問2 イ、オ、カ、ク(順不同)
問3 ウ

解説　**問1**は「患者が自主的に～なってくるのである」の前に選択肢の文をつなげて、意味が理解できる内容になっているかを考えるのもよい。たとえば、**ア**では「インフォームドコンセントが重要視されているなかで、患者が自主的に治療法を選択するためには、[中略] インフォームドコンセントが、ますます重要視されるようになってくるのである」となり、意味をなさない。

CHAPTER 5 長文読解

まとめテスト4

p.72

1 問1 ①ウ ②ア ③イ

2 問2 ①イ ②イ ③ア ④イ ⑤ア

解説

1 問1図1は三次元展開されており、一般的な座標より複雑なものとなっている。①②文中の「15歳当時」「約1・3倍」に該当する棒グラフは、「上」と「下」である。③「上」「中」「下」のグラフの変化は、子ども時代と高齢期ではほぼ同じであることを示しており、したがって双方の「経済状況の影響の大きさ」は同水準であるといえる。

2 問2図2も三次元展開されており、さらに*段階数が増えているため、読み取りにやや困難さが伴う。①と③は年号から判断することが容易である。②は三次元の縦軸と1990年の軸とをみて判断する。④は1960年の軸を見誤ることがない限り、容易に解答できる。⑤は、平面の軸はそれぞれ4つに分けられているが、1990年の軸をみたときに、4つの段階のなかで1つだけほかと異なることが説明されている（「～以外」という言葉がそれを示す）。4段階のうち「1～2」「3」「4～5」はいずれも奥に行くほど死亡率相対リスクが上昇しているが、「6～7」のみ1990年の軸の「3」の棒グラフが下がっている。すなわち、ほかと異なる分布を示していることになる。

*このグラフの場合は平面の軸がそれぞれ4つずつの段階に分けられている。段階数のことを専門的には「リッカート尺度」という。

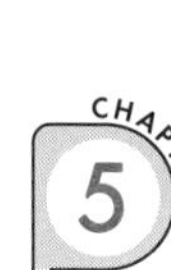

CHAPTER 5 長文読解

まとめテスト5

p.74

問1 イ

問2 ア

問3 本人の自己決定を尊重（すること）

問4 社会的弱者

問5 ウ

問6 a ウ b イ c ア

解説

問2「上下関係」「主従関係」「重層構造（層のように積み重なった構造）」は、「階層構造」とほぼ同じ意味合いである。

問3、問4はまず【文献1】の内容を理解したうえで、【文献2】を読み解くとよい。

問6【文献1】の文中の「お任せ医療」は医師への「忠誠の倫理」に相当し、そこからの脱却の必要性を説いている。「患者保護」については、空欄A～C部分の直前に記述があり、「患者保護」と「権利擁護」の関係については、空欄A～C部分においてBの実現の先にCが達成されるとみなすことができる。【文献1】の文中のリスボン宣言の内容と照らし合わせると「権利擁護」こそが目指すべき先であると判断できることから、「忠誠の倫理」「患者保護」「権利擁護」の順序となる。

CHAPTER 5

長文読解 まとめテスト 6

p.76

1 問1 ④→②→⑤→①→③

2 問2 ④(ア→オ→キ→ウ→カ→エ→イ→ク)

解説 **2問2**の文章には、高齢者とコミュニケーションをとる際に踏まえておくべき具体的な事項が3点あげられている。(1)高音域が聞きとりにくい、(2)早口は理解しにくい、(3)静かでない環境では集中できない、の3点である。(2)の冒頭には「また」、(3)の冒頭には「さらに」という言葉がそれぞれ置かれており、これが全体の流れを示すキーワードとなっている。その大枠をつかんだうえで、前記3項目を構成する3つのグループ「オ・キ」「ウ・カ」「イ・エ」の並びを検討する。以上を整理すると「オ→キ」→「ウ→カ」→「エ→イ」となる。

CHAPTER 6

事例問題 事例の読み方

p.79

問1 イ、ウ

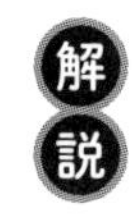

解説 [ほかの選択肢が誤りである理由] ア：入院時に症状が消失していたとしても、夜間に発作を起こし救急搬送されてきた患者の病状と気持ちを考え、不安への配慮、患者・家族への共感の態度が必要である。**エ**：救急搬送という危機的な状況で、看護師の態度や言葉が患者とその家族に与える影響は大きい。突然の病に驚いている対象の身になって考え、不安をできる限り低減するかかわりが求められる。

CHAPTER 6

事例問題 看護師国家試験の事例問題

p.81

問1 ④　問2 ④　問3 ②

解説 **問1**②の「おむつの重さで尿量を測定しましょう」や③「苦しそうになったら救急車を呼びましょう」は、積極的な治療につながり、同居家族の意思に反する。エンド・オブ・ライフ・ケアでは、本人や家族の希望をかなえることを最優先とする。**問2**は、最初は入浴を喜んでいたため、強引に進めずに時間をおいてみる。本人の意思を尊重する。**問3**は、夫も高齢者であるため、まずはAさんの介護をがんばっていることを評価し、そのうえで夫自身の健康を気づかう必要がある。

事例問題 まとめテスト 1

p.82

1 問1 ① 問2 ③、④ 問3 ①、④

2 問4 ④ 問5 ③

3 問6 ②、③ 問7 ②、④、⑤ 問8 ③、⑤

解説

1 **問1**は、Aさんは認知機能の低下がみられ、自分の行動を確認されても思い出せない可能性が高く、責められているように感じるおそれがある。夫に尋ねたり現在の行動を観察したりして情報を収集する。**問2**は、Aさんと夫は食事の準備のことで夫婦げんかになることから、毎日注意喚起することで関係が険悪になるおそれがある。また、Aさんの夫は娘との同居は望んでおらず、社会資源の情報を必要としている。**問3**は、Aさんは自分が役に立たない存在になってしまったと落ち込み、悲しんでいる。まずは気持ちを傾聴し、役に立ちたいという自己実現のニーズを満たす方法をAさんや家族と模索することが重要である。

2 **問4**は、せん妄の改善には日常生活リズムを整えることが重要であるため、睡眠導入薬を使う前に看護で改善を試みる。また、せん妄時に点滴治療の必要性を理解することは難しいが、安易に拘束をしてはならない。**問5**は、Bさんの急激な変化に、家族も動揺している可能性が高い。家族にはBさんの状態をきちんと説明する必要がある。拘束を行う可能性がある場合は、あらかじめ家族に同意を得る必要がある。また、「大丈夫」という言葉は安易に伝えてはならない。家族の面会はBさんへのよい刺激になるため、協力を促す。

3 **問6**は、Cさんは、足のしびれからすぐに脳の病気を推測しており、健康の意識は低くない。受診が遅れたのは、仕事が忙しかったことや、病気に対する恐れのためであると考えられる。選択肢⑤については、Cさんは脳梗塞の急性期であり、まだ病気を受け入れる余裕はないと考えられる。**問7**は、Cさんの妻は、三男に注意されたり、食事のことで叱られたりしたことに納得できない気持ちを抱いている。結果として、自分のアドバイスに夫が耳を傾けなかったことに憤りを感じ、夫の気持ちにまで考えが及ばない段階にある。**問8**は、三男は、元気だったCさんが脳梗塞になったことによる動揺、早期に相談がなかったことへの反発、同居していながらCさんの病気に気づけなかった自分を責める気持ち、介護が必要になるかもしれないことへの不安があり、そのすべてを怒りの感情として表出している。まだ、両親の気持ちやCさんの予後について考える段階には至っていない。

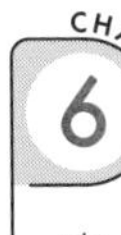

事例問題 まとめテスト 2

p.86

問1 ③、⑤ 問2 ①

問3 ② 問4 ①、⑤

解説

問1は、パーキンソン病では夜間頻尿や睡眠障害が起こることも多く、転倒のリスクが高まるため、夜間はポータブルトイレを利用するとよい。外出は生活の質（QOL）を高め、運動不足による体力低下を防ぐことができる。**問2**は、レボドパは、効果時間が短くなるウエアリングオフ現象や効きムラが生じるオン-オフ現象がみられる場合、内服と症状の関連を観察して調整し、内服は中止しない。妻の負担を考え、常に目を離さないという指導はしない。**問3**は、Aさんの病状が進んでいるため、家族の負担を増やす前に、まずは支援が現状に合っているのかサービスを見直す。**問4**は、Aさんは本を読んで合併症を知り、これ以上、妻に迷惑をかけて生きることにつらさを感じている。妻が外交的だったと話していることから、自分の世話で妻の生活が変化したことを、看護師に伝えようとしている。

CHAPTER 6

事例問題

まとめテスト 3

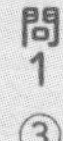

p.88

問1 ③　問2 ②　問3 ③
問4 ②　問5 ①　問6 ①

解説 問1①②④は、どれも正確に伝わるという保証がない。医療についても正確に伝えることができる医療通訳者の情報を提供する。問2は、覚えたての日本語では、苦しみを表現することは難しい。術後の意思疎通に必要だと思われる言葉をいくつか選び、母国語と対応させておくとよい。問3は、禁止の理由や日本の習慣・風土について説明し、異文化で生活してきたAさんと話し合い、まずは相互理解を進める。問4は、性別は転倒と関連しない。問5は、自宅退院を目標としていた患者さんにとって、息子が転院を勧めたことは、自己の決定に反するものである。問6は、文脈より、「家でひとりにしておくのが心配だからしばらく施設に入ってほしい」と息子に言われたことが理由として適切である。

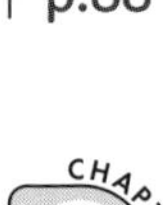

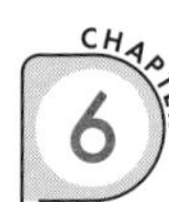

CHAPTER 6

事例問題

まとめテスト 4

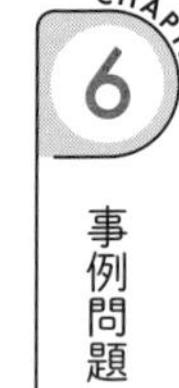

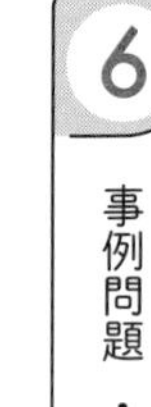

p.90

問1 ①(看護の対象)新橋花子(さん)　②(主な疾患)細菌性肺炎

問2 (1か月前から、)不眠と食欲低下があった。(1週間前から、)咳嗽があり、かぜだと思って市販薬を服用していた。(2日前から、)夕飯を摂らず、朝昼も摂取量が低下していた。疲労感を訴えていた。(本日の入院前は、)悪寒出現、息苦しさ増強、せき込みあり、座り込んで動けなくなった。

問3 ①(客観的情報)胸部X線検査にて右肺に陰影／新型コロナウイルス陰性／体温38.2℃／血圧146／72㎜Hg／脈拍92回／分／呼吸32回／分／SpO_2 91％／肺胞音減弱／右上葉から中葉にかけて断続性の副雑音がある／呼吸は浅く肩呼吸(努力呼吸)である
②(主観的情報)からだがだるい／深く息を吸うと胸が痛い／息苦しい／咳と痰が出る／話ができない

問4 (心理的側面)工場の経営が心配／元気だけが取りえなのに／情けない／大丈夫だから心配しないで

問5 (社会的側面)夫と子供2人の4人家族である／子供2人はまだ学生である／最近の原材料費高騰の影響を受けて工場経営が悪化している／週に一度は趣味で友人たちと過ごす人間関係をもつ／仕事(工場)が忙しい

事例問題 まとめテスト 5

p.92

問1　①(看護の対象)神田一郎(さん)　②(主な疾患)心不全

問2　(2か月前から、)坂道や階段を上るときに動悸や息切れを自覚していた

(3週間前から、)平地を歩いても息苦しくなり、足がむくんで靴がきついことがあったが、黙っていた

(5日前から、)顔のむくみ、夜間は床につくと咳が出て眠れないことに妻が気づいた

(本日の入院前は、)呼吸困難と動悸を自覚し、立ち上がれない

問3　①(客観的情報)体温36.6℃／血圧178／102mmHg／脈拍122回／分／呼吸23回／分／SpO_2は酸素吸入下で95%／意識清明／皮膚湿潤／末梢冷感／下腿浮腫／胸部X線検査で心胸郭比63%／胸水はない／肺血管陰影の増強

②(主観的情報)もう大丈夫

問4　①(高血圧)55歳のときに健康診断で高血圧を指摘された／高血圧の内服治療を行っている／塩辛いものをよく食べる／脂肪と塩分を控えるように言われている

②(直腸がん)68歳のときに直腸がんの手術を受けてストーマを造設した／ストーマの管理は自立している／最近便秘気味で、息苦しいのはそのせいだと思っていた

問5　(心理的側面)10年前にがんで人工肛門になって、もうこれ以上は妻に心配をかけたくなかった

問6　(社会的側面)妻と長男夫婦、その息子(高校生)の5人暮らし／15年前に定年退職した／現在は年金生活で経済的な不安はない／地域の高齢者の写真サークルに所属している／3か月後の撮影旅行の幹事を務める

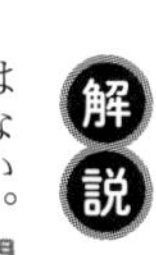

問1②は、神田さんは今回の症状に人工肛門が関係していると思っているようである。しかし、実際は入院となった主疾患ではない。**問4**事例を読み解くには、患者家族の心理も重要なことがある。そのため、実際には神田さんの妻の気持ちも併せて考えられることが望ましい(例：食事を作っている私の責任だろうか／それでこんな病気になってしまったのではないか／医師の病状説明が難しく半分もわからない／夫は苦しそうで、死んでしまうのではないか)。

著者

田中 美穂

東邦大学医学部　非常勤講師

田中 周一

昭和大学　特任教授

看護学生のための 基礎からはじめる 国語ドリル〈別冊解答〉

2024年5月31日　第1版第1刷発行

著者　田中美穂© 田中周一©　〈検印省略〉

発行者　亀井　淳

発行所　株式会社メヂカルフレンド社

〒102-0073　東京都千代田区九段北3丁目2番4号

麹町郵便局私書箱第48号　電話 (03) 3264-6611　振替 00100-0-114708

https://www.medical-friend.jp

Printed in Japan　落丁・乱丁本はお取り替え致します。

印刷・製本／シナノ書籍印刷株式会社

107191-115